Josef Pies: Blaugrüne AFA-Algen

VAK CONCEPT

Josef Pies

Blaugrüne AFA-Algen

Was sie wirklich können

Illustriert von Britta van Hoorn

VAK CONCEPT

VAK Verlags GmbH
Kirchzarten bei Freiburg

Vorbemerkung des Verlages
Dieses Buch dient der Information über Möglichkeiten der Gesundheitsvorsorge und Selbsthilfe. Wer sie anwendet, tut dies in eigener Verantwortung. Autor und Verlag beabsichtigen nicht, Diagnosen zu stellen und Therapieempfehlungen zu geben. Die Informationen in diesem Buch sind nicht als Ersatz für professionelle medizinische Behandlung bei gesundheitlichen Beschwerden zu verstehen.

Bibliografische Information der Deutschen Bibliothek
Die Deutsche Bibliothek verzeichnet diese Publikation in der Deutschen Nationalbibliografie; detaillierte bibliografische Daten sind im Internet über http://dnb.ddb.de abrufbar.

Lektorat: Nadine Weber
Umschlag: Hugo Waschkowski, Freiburg
Illustrationen: Britta van Hoorn, Hamburg
Satz und Druck: Mediaprint, Paderborn
Printed in Germany
ISBN 3-935767-44-7

Inhalt

Einleitung

Die AFA-Alge ist eine ideale Quelle für Nähr- und Vitalstoffe, denn „in einem Nährstoffpräparat sollten die Nährstoffe in einem Gleichgewicht zueinander stehen, das dem physiologischen Bedürfnis des Körpers entspricht" (Burgerstein 2002). Das trifft bei der AFA-Alge auf etliche Inhaltsstoffe zu und davon können viele Menschen profitieren: Dazu zählen beispielsweise hyperaktive Kinder, denen so möglicherweise die „chemische Keule" Ritalin erspart bleiben kann. Auch für Vegetarier stellt die AFA-Alge eine sinnvolle Nahrungsergänzung dar, um so einem drohenden Mangel lebenswichtiger Nährstoffe vorzubeugen, deren Bedarf sich mit der üblichen Pflanzenkost nicht oder nur unzureichend decken lässt. Uns allen kann die AFA-Alge eine ideale Gehirnnahrung sein, die unsere geistigen und spirituellen Kräfte stärkt und zudem das Immunsystem stimuliert. Aber auch Kinder, ältere Menschen und Sportler können von der Urkraft der AFA-Alge profitieren.

Es ist erschreckend, dass innerhalb von nur zehn Jahren der Nährstoff- und Vitalstoffgehalt vieler Lebensmittel um teilweise weit mehr als die Hälfte zurückgegangen ist. In Zeiten von Mangelernährung durch Fastfood, ausgelaugten Böden und industriell bearbeiteten Lebensmitteln stellt die AFA-Alge eine wichtige und hochinteressante Quelle dar, die helfen kann, viele Nährstoffdefizite auszugleichen.

Die AFA-Alge gedeiht wild wachsend in einer unbelasteten Gegend in Oregon, USA, im Oberen Klamathsee. Sie ist das nährstoffreichste Lebensmittel und ihr Nährstoffgehalt ist teilweise ideal auf den Bedarf des menschlichen Organismus zugeschnitten. Sie hält die Urinformation und die Urkraft des Lebens für uns bereit.

In dem vorliegenden Buch wird auf das große Potenzial der AFA-Algen eingegangen, die in den USA schon seit mehr als zwanzig Jahren als wertvolle Nahrungsergänzung weit verbreitet sind. Es ist als eine Einführung für all diejenigen gedacht, die von der Urkraft dieser Blaualge profitieren und sich eine kurzgefasste Übersicht verschaffen wollen. Lassen Sie sich davon überzeugen, dass es sich bei der AFA-Alge um ein kleines Wunder der Natur handelt. Auch wenn es keine Wundermittel gibt, so ist sie doch eine außergewöhnliche und ideale Nahrungsergänzung für einen gesunden Körper und einen wachen Geist. Bei ernsthaften Beschwerden kann sie zwar den Besuch bei einem Arzt oder Heilpraktiker nicht ersetzen, sie hilft aber, die eine oder andere Erkrankung zu vermeiden.

Wer sich intensiver über dieses hochinteressante Nahrungsmittel und die positive Wirkung seiner stofflichen und feinstofflichen Eigenschaften informieren möchte, sei auf die weiterführende Literatur verwiesen (siehe Kapitel „Literatur und Danksagung"). In den dort genannten Büchern finden sich auch zahlreiche Erfahrungsberichte und schmackhafte AFA-Algen-Rezepte.

Was sind blaugrüne Algen?

Bezüglich der AFA-Alge kommt es vielfach zu einer Begriffsverwirrung, die wir zunächst auflösen sollten: Viele Menschen sind es gewohnt, Lebewesen in zwei Reiche einzuteilen und zwischen Pflanzen und Tieren zu unterscheiden. Nach heutigem Verständnis gehören die blaugrünen Algen aber weder dem Pflanzen- noch dem Tierreich an und sind auch nicht dem Reich der herkömmlichen Algen zuzuordnen. Ihr wissenschaftlicher Name Cyanophyceae (Cyanophyta) oder Cyanobakterien zeigt uns, wo sie zu finden sind, nämlich in nächster Nähe zu den Bakterien. Ihr Name lehnt sich an ihren blauen Farbstoff an (griechisch *cyano* = blau) und es handelt sich um blaue Bakterien. Der Name Blaualgen oder blaugrüne Algen ist demnach nicht ganz korrekt, aber gebräuchlich, und wird der Einfachheit halber auch in diesem Buch verwendet.

Entwicklungsgeschichtlich müssen wir sehr weit zurückgehen, nämlich fast bis zu dem Zeitpunkt, als sich vor etwa 3,6 Milliarden Jahren die ersten einfachen Lebensformen auf der Erde entwickelten. Die moderne Systematik unterscheidet heute als höchste Klassifizierungsstufen drei Domänen, nämlich die Archaebakterien, die Eubakterien (früher Bakterien) und die Eukaryonten (Lebewesen, deren Zellen Zellkerne aufweisen). Die beiden ersten Domänen werden auch zu den so genannten Prokaryonten (Lebewesen ohne echten Zellkern) zusammengefasst. Die Blaualgen oder Cyanobakterien entwickelten sich schon vor etwa drei Milliarden Jahren aus den Eubakterien und symbolisieren somit höchste Ursprünglichkeit.

Blaualgen sind fünf- bis zehnmal größer als herkömmliche Bakterien. Es sind durchweg Einzeller, die allerdings oft durch eine Gallertscheide zu größeren Kolonien (= Coenobien) miteinander verbunden sind. Heute sind weltweit etwa 2000 Arten existierender

Blaualgen bekannt, die in eiskalten (Arktis und Antarktis) und heißen (75 °C heiße Quellen) Klimazonen vorkommen, im Süßwasser, Salzwasser, in feuchter Luft und sogar in trockener Umgebung. Es ist bemerkenswert, dass sich die Blaualgen bis zum heutigen Tag erhalten haben. Das beweist, dass sie den harten Kampf der Evolution bestens gemeistert haben. Von dieser ursprünglichen Kraft, diesem Überlebenswillen, kann jeder etwas abbekommen – durch die AFA-Alge als Nahrungsergänzung.

Übrigens ist AFA die Abkürzung für einen zungenbrecherischen, aber zugleich wohlklingenden Namen: Aphanizomenon flos-aquae. Das bedeutet *unsichtbar blühende Wasserpflanze* oder *unsichtbar lebende Wasserblume.*

Blaualgen schufen unsere lebenswichtige Sauerstoffatmosphäre

Den Blaualgen verdanken wir unser vom Sauerstoff abhängiges Leben. Als sich vor etwa vier Milliarden Jahren aus der so genannten „Ursuppe" das erste Leben auf der Erde entwickelte, war die Atmosphäre noch vollkommen anders zusammengesetzt als heute. Sie enthielt zum Beispiel keinen freien Sauerstoff, ohne den heutiges Leben undenkbar wäre. Es gab zwar Sauerstoff, der aber chemisch gebunden war, zum Beispiel an Kohlenstoff als Kohlendioxid. Die ersten einzelligen Lebewesen gewannen auf verschiedene Weise Energie – unabhängig vom Sauerstoff –, so wie man es heute nur noch vereinzelt in extrem abgelegenen und abgeschirmten Biotopen (zum Beispiel in der Tiefsee) vorfindet. Bis „eines Tages" der große Durchbruch durch die Cyanobakterien erzielt wurde: Sie waren es, die vor gut drei Milliarden Jahren die Fähigkeit entwickelten, Photosynthese zu betreiben, das heißt die Sonnenenergie zur Bildung organischer Substanzen zu nutzen. Dabei werden aus Kohlendioxid Kohlenhydrate hergestellt, ein Vorgang, bei dem Wasser gespalten und Sauerstoff freigesetzt wird. Damit wurde damals von den Blaualgen die Grundlage für unser heutiges Leben gelegt, das ohne den Luftsauerstoff nicht denkbar wäre.

Die Nutzung der Sonnenenergie wird durch spezielle Zellstrukturen, die so genannten Thylakoide ermöglicht. Diese enthalten verschiedene Farbpigmente, von denen das Chlorophyll das bekannteste ist. Bei blaugrünen Algen finden sich aber zusätzlich viele andere Farbpigmente (siehe Unterkapitel „Vielfalt an Farbpigmenten"). Diese fangen die Lichtenergie (Photonen) ein und wandeln sie über komplizierte Mechanismen in chemische Energie um.

Im Laufe der Zeit wurde immer mehr Sauerstoff freigesetzt, bis sich unsere heutige Atmosphäre mit immerhin etwa 21 Prozent

Luftsauerstoff bildete. Dabei sei angemerkt, dass der Mensch fleißig bemüht ist, dieses lebenswichtige Werk der Uralgen innerhalb vergleichsweise kurzer Zeit zunichte zu machen, denn vor einigen hundert Jahren lag der Sauerstoffgehalt der Atemluft noch bei mehr als 30 Prozent.

Die Bedeutung der Blaualgen für unsere Sauerstoffversorgung geht aber noch viel weiter. Ihr Chlorophyll ist nicht wie bei Pflanzen von Membranen umgeben (Chloroplasten). Dies ist deshalb erwähnenswert, weil sich die Wissenschaft seit langem darüber im Klaren ist, dass es sich bei den Chloroplasten der Pflanzen um vor Jahrmillionen in die Zellen aufgenommene Blaualgen handelt (Endosymbiontentheorie). Pflanzenzelle und Blaualge bildeten eine Symbiose und irgendwann verloren Letztere ihre Eigenständigkeit. Sie wurden zu Zellorganellen. Solche Symbiosen sind in der Natur weit verbreitet und auch die Mitochondrien, die Kraftwerke unserer Zellen, werden als „eingewanderte" Bakterien eingestuft, die im Laufe der Entwicklungsgeschichte Teil der Wirtszelle wurden.

Optimale Wachstumsbedingungen im unbelasteten Biotop

Die wild wachsende AFA-Alge gedeiht in einem unbelasteten Biotop, weitab schädlicher Umwelteinflüsse. Ihre Heimat ist der Obere Klamathsee in Oregon, USA, der 1420 Meter über dem Meeresspiegel in einem Nationalpark liegt. Hier gibt es weder größere Industrieansiedlungen noch trübt Wassersport die Reinheit des Süßwassersees, der etwa so groß ist wie der Bodensee. Er wird über mehrere Flüsse, die „Rivers of Light", mit reinem nährstoffreichen Quellwasser gespeist, das meilenweit durch Vulkangestein fließt und die AFA-Alge mit wertvollen Mineralien versorgt. Mit einem pH-Wert zwischen neun und elf ist der Klamathsee ideal für deren Wachstum.

Nicht nur die Reinheit des Sees, auch seine Lage bilden eine ideale Wachstumsgrundlage für die AFA-Alge. Im Süden erhebt sich der Mount Shasta, mit 4380 Metern der höchste Berg Kaliforniens. Im Nordwesten der Mount Mazama, der zu einer von Kalifornien bis Alaska reichenden Bergkette alter Vulkane gehört. Vor 7000 Jahren spie der Mazama zum letzten Mal – und zwar mit einer Kraft wie kein anderer Vulkan in Amerika.

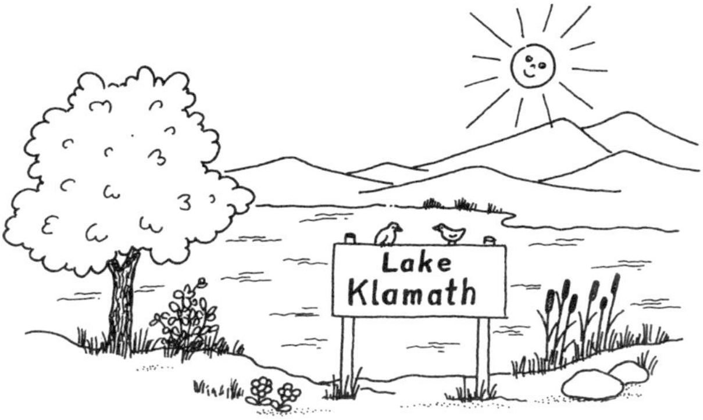

Wie unberührt die Natur hier ist, macht auch die Tatsache deutlich, dass in dieser Gegend 60 Weißkopfadlerpaare (das Wappentier der USA) nisten, das sind 10 Prozent des gesamten US-Bestandes. Hier ist also die ökologische Welt noch in Ordnung.

Im Winter sterben übrigens fast alle AFA-Algen ab. Nur ein Prozent, die widerstandsfähigsten unter ihnen, überleben. Diese vermehren sich im Folgejahr wieder und werden schonend geerntet, wenn sie im Sommer bei günstiger Witterung (windstill, nicht zu kalt und nicht zu warm) an die Wasseroberfläche kommen, wo sie in einer mehrere Zentimeter dicken Lage sichtbare Fäden bilden.

Kontrollierte Qualität

Nicht nur die Wachstumsbedingungen der AFA-Algen sind optimal, auch Ernte und Weiterverarbeitung unterliegen strengsten Qualitätskriterien. Schonende Ernte- und Verarbeitungsmethoden sowie mehrfache Laborkontrollen stellen sicher, dass diese wertvolle Nahrungsergänzung frei von Verunreinigungen und Schadstoffen ist.

Trotzdem, nichts hält sich hartnäckiger als ein falsches Gerücht. Ein solches taucht auch regelmäßig bezüglich angeblicher Giftstoffe in Zusammenhang mit der AFA-Alge auf. Immer wieder wird kolportiert, sie produziere das Gift Mikrozystin. Das trifft jedoch nicht zu!

Bei Mikrozystin handelt es sich *nicht* um ein Gift der AFA-Alge, sondern um das einer anderen Blaualge, nämlich „Microcystis aeruginosa". Eine Verunreinigung von AFA-Algen-Produkten kann also nur dann erfolgen, wenn bei der Ernte auch diese giftige Spezies abgeerntet und mitverarbeitet wird. Da Microcystis jedoch andere Wachstumsbedingungen als AFA benötigt und darüber hinaus wegen ihrer Größe von den Filtersystemen erkannt wird, ist solch eine Verunreinigung so gut wie ausgeschlossen.

Selbst die strengen, von der amerikanischen Gesundheitsbehörde für die Trinkwasserqualität festgelegten Grenzwerte werden bei weitem nicht erreicht. Das bedeutet, dass die AFA-Alge absolut sicher ist, zumal die davon eingenommene Tagesmenge viel niedriger als die von Trinkwasser ist.

Seit 1994 undifferenziert über die Gifte von Cyanobakterien berichtet wurde, hat die AFA-Alge immer wieder mit diesem Vorurteil zu kämpfen. Obwohl sich verschiedene Wissenschaftler und Gerichte um eine Klarstellung und Rehabilitation bemühten, keimt das schädliche Gerücht immer wieder auf.

Wie andere Nahrungsergänzungsmittel wird auch die AFA-Alge, im Sinne eines verantwortungsbewussten Verbraucherschutzes mehrfach geprüft, bevor sie in den Handel gelangt. Im Zuge der Qualitätskontrolle und Qualitätssicherung sollte jeder Anbieter über entsprechende Analysen eines unabhängigen Labors verfügen. Die AFA-Alge wird sogar auch in kontrolliert biologischer Qualität nach *DE Ökokontrollstelle* angeboten.

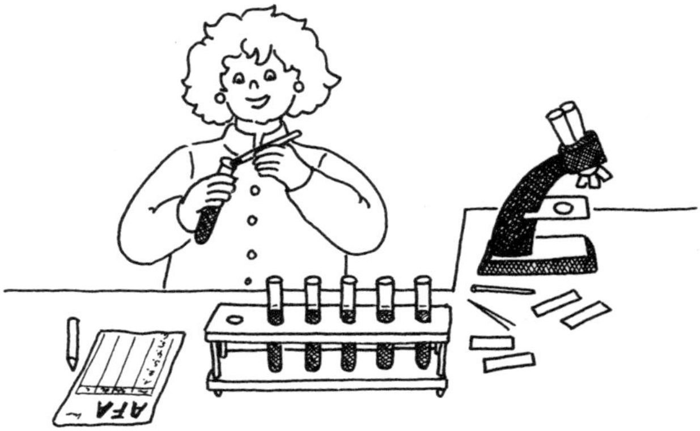

Die AFA-Alge: eine Schatztruhe voller Nährstoffe

„Normale“ Algen sind weltweit als Nahrungsmittel bekannt und geschätzt. Die Chinesen wussten schon vor etwa 4000 Jahren um ihre Bedeutung als Vitamin- und Mineralstofflieferant und der Nährwert blaugrüner Algen war sogar bereits den Azteken und den Maya bekannt. In Südostasien gehört die Braunalge zum ganz normalen Speiseplan. Aber auch die blaugrünen Algen AFA und Spirulina nehmen immer stärker an Bedeutung als Nahrungsergänzung zu, vorwiegend in den USA, in den letzten Jahren aber auch in Europa. Sie enthalten so viele Nährstoffe wie kein anderes Lebensmittel.

Betrachten wir daher zunächst die unterschiedlichen Inhaltsstoffe der AFA-Alge, bevor wir uns ausgewählten Einsatzmöglichkeiten zuwenden. Dabei ist es wichtig sich zu vergegenwärtigen, dass der von Fachleuten (Elmadfa et al. 2003 und Burgerstein 2002) empfohlene Tagesbedarf oder die therapeutischen Dosen einzelner Nährstoffe zwar oft beträchtlich über den Konzentrationen liegen, die von den Vertreiberfirmen der AFA-Produkte befürwortet werden. Das ist aber zweitrangig, wenn man berücksichtigt, dass es auf das Zusammenwirken aller Komponenten ankommt und man mit der herkömmlichen Nahrung ja ebenfalls mit solchen Nährstoffen versorgt wird. Nur eben nicht immer ausreichend. Außerdem stellt die AFA-Alge lediglich eine – wenn auch ideale – Möglichkeit dar, Nährstoffdefizite auszugleichen.

Da es sich um Wildwuchs handelt, schwanken die Konzentrationen der AFA-Inhaltsstoffe natürlicherweise. Aber es kommt natürlich nicht nur auf die Menge der Inhaltsstoffe an, sondern auch auf ihre Qualität und ihre Verwertbarkeit.

Bedenkt man, dass die blaugrünen Algen sehr weit am Anfang unserer Evolution stehen und sich seit etwa drei Milliarden Jahren

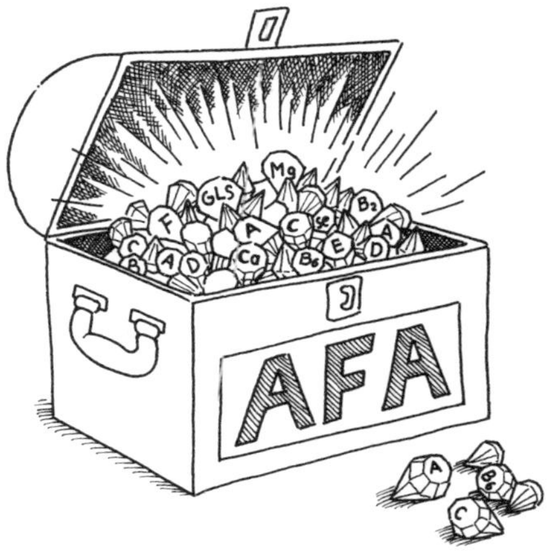

im ständigen Überlebenskampf behaupten, so lässt das erahnen, welche Lebenskraft in der AFA-Alge steckt. Da wundert es nicht, dass sie zahllose Vitalstoffe in besonders hohen Konzentrationen enthält, die unser Körper außerdem auch noch besonders gut verwerten kann. Schon mit 1,5 bis 3 Gramm täglich nimmt der Körper mit der AFA-Alge viele Vitalstoffe in ausreichender Menge auf.

Eiweiße und Aminosäuren

Da die AFA-Alge einen hohen Proteinanteil aufweist und ihre Aminosäurenzusammensetzung überdies optimal an unseren Bedarf angepasst ist, sind diese Inhaltsstoffe von besonderer Bedeutung für uns. Es sind tatsächlich vor allem diese Aminosäuren, die für viele Wirkungen der AFA-Alge verantwortlich sind.

Etwa 20 Prozent unseres Körpergewichts und 70 Prozent unserer Körperflüssigkeiten bestehen aus Eiweißen (Proteine), die unterschiedliche Aufgaben übernehmen. Dazu zählen der Aufbau von Muskeln, Knochen, Haut und Bindegewebe. Als Enzyme oder Hormone regulieren sie abertausende Stoffwechselprozesse in unserem Organismus und als Antikörper sorgen sie für eine gesunde Immunabwehr. Auf die Aufgabe ihrer Bausteine (Aminosäuren) als Botenstoffe der Gehirnnerven wird in dem Kapitel über hyperaktive Kinder (siehe Kapitel „AFA-Algen für den Zappelphilipp?“) noch detailliert eingegangen.

Alle Proteine des menschlichen Körpers setzen sich aus nur 20 verschiedenen Aminosäuren zusammen, von denen der Körper acht nicht selbst herstellen kann. Er muss diese essenziellen Aminosäuren über die Nahrung als Eiweiß aufnehmen, während er die übrigen, nicht essenziellen Aminosäuren selbst synthetisiert. Einige davon können allerdings bei Kindern oder im Falle einer Krankheit essenziell werden. Man spricht daher von halbessenziellen Aminosäuren. Die Nahrungsproteine werden vom Körper in ihre Bausteine, die Aminosäuren zerlegt, und daraus werden dann wieder körpereigene Proteine aufgebaut. Mangelt es auch nur an einer der zwanzig für den Proteinaufbau wichtigen Aminosäuren, ist die gesamte Eiweißsynthese gefährdet.

Eier, Milch, Fleisch und Fisch enthalten das von uns benötigte Eiweiß in nahezu idealer Aminosäurenzusammensetzung, während Pflanzen meist eine oder mehrere essenzielle Aminosäuren fehlen. Dieser Aspekt ist für Vegetarier von besonderer Bedeutung (siehe Kapitel „Die AFA-Alge, ein „gefundenes Fressen" für Vegetarier"). Umso interessanter ist die Tatsache, dass die AFA-Alge alle diese zwanzig Aminosäuren enthält und die essenziellen sogar in fast genau dem Mengenverhältnis, wie wir es benötigen, und das auch noch in hoher Konzentration. Die AFA-Alge besteht nämlich zu etwa 72 Prozent aus Eiweiß, die als eiweißreich bekannte Sojabohne hingegen nur zu 35 bis 40 Prozent. Damit ist die AFA-Alge das proteinreichste Nahrungsmittel überhaupt. Außerdem kann unser Organismus die Eiweiße der AFA-Alge leichter als die tierischer Lebensmittel verdauen. AFA-Algen-Eiweiße können vom Körper zu 90 Prozent verarbeitet werden, die in Fleisch enthaltenen Eiweiße jedoch nur zu 20 Prozent.

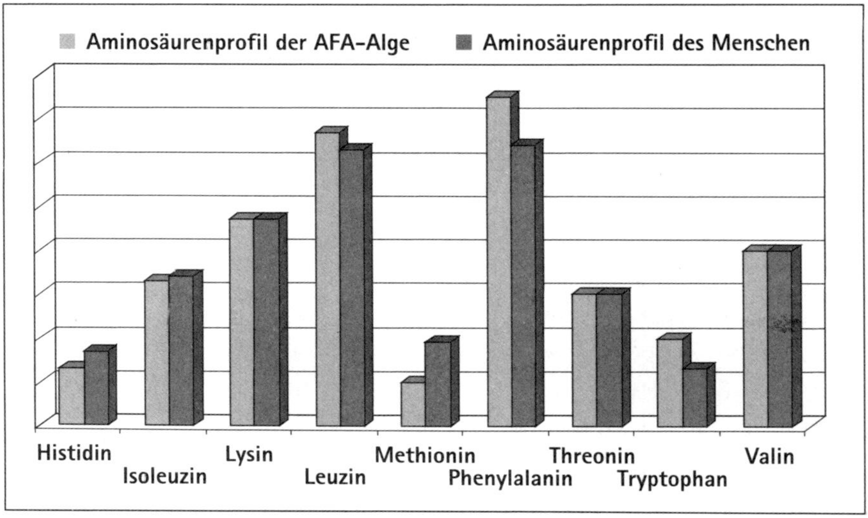

Vergleich des Profils essenzieller Aminosäuren des Menschen (Tagesbedarf) mit dem der AFA-Alge; stark modifiziert nach einer Tabelle des Food & Nutrition Council, USA (nach Simonsohn 2000 und Salvesen 2003).

Essenzielle Aminosäuren	pro 100 g AFA	Tagesbedarf pro kg Körpergewicht	Tagesbedarf eines 70 kg schweren Menschen	Gehalt in 4 Tbl. (= Tagesdosis von 1,6 g AFA-Algen)	Prozentualer Anteil des Tagesbedarfs eines 70 kg schweren Menschen
Isoleuzin	2,9 g	10 mg	700 mg	46,4 mg	6,6
Leuzin	5,2 g	14 mg	980 mg	83,2 mg	8,5
Lysin	3,5 g	14 mg	980 mg	56,0 mg	5,7
Methionin	0,7 g	13 mg	910 mg	11,2 mg	1,2
Phenylalanin	2,5 g	14 mg	980 mg	40,0 mg	4,1
Threonin	3,3 g	7 mg	490 mg	52,8 mg	10,8
Tryptophan	0,7 g	3,5 mg	245 mg	11,2 mg	4,6
Valin	3,2 g	10 mg	700 mg	51,2 mg	7,3

Konzentrationen essenzieller Aminosäuren in der AFA-Alge. Alle Angaben sind ca.-Werte. Die Angaben pro 100 g wurden der Internetseite „Gesundheitsinitiative" (vgl. Literaturverzeichnis) entnommen; daraus wurden die Tagesdosen berechnet. Die Angaben des Tagesbedarfs eines Menschen entstammen Burgerstein (2002) und Elmadfa et al. (2003).

halbessenzielle Aminosäuren	pro 100 g AFA
Arginin	3,8 g
Histidin	0,9 g

nicht essenzielle Aminosäuren	pro 100 g AFA
Alanin	4,7 g
Asparagin	4,7 g
Asparginsäure	0,7 g
Glutamin	7,8 g
Glutaminsäure	0,4 g
Glyzin	2,9 g
Prolin	2,9 g
Serin	2,9 g
Tyrosin	1,7 g
Zystein	0,2 g

Gehalt an halb- und nicht essenziellen Aminosäuren in AFA-Algen. Alle Angaben sind ca.-Werte. Die Angaben pro 100 g wurden der Internetseite „Gesundheitsinitiative" (vgl. Literaturverzeichnis) entnommen.

Da vor allem der hohe Aminosäurengehalt der AFA-Alge für einige ihrer Wirkungen verantwortlich ist – zum Beispiel für die Stimulierung unserer Gehirnfunktionen –, werden ihre wichtigsten Funktionen in der folgenden Tabelle erläutert.

Aminosäure	wichtige Funktionen/ Bemerkungen	medizinische Anwendung
Alanin*	stärkt Zellmembran, Muskeln und Immunsystem	–
Arginin	Hormon-Haushalt, Immunsystem (Produktion weißer Blutkörperchen), Krebshemmung, Protein-Abbau, Stickoxid-Metabolismus	Atherosklerose, Diabetes mellitus, Grüner Star (Glaukom), Stärkung der Immunabwehr, Krebs, Leberentgiftung, Muskelaufbau (Sportler), Stress, Verbesserung der männlichen Fruchtbarkeit, gestörtes Wachstum, Wundheilung
Asparaginsäure*	stärkt Herz, Gefäße und Leber; wichtig für Ausgeglichenheit und Energiegewinnung	–
Carnitin	Fettverbrennung (Transport von Fettsäuren in Mitochondrien), Leberentgiftung	Alzheimer, Verbesserung der Ausdauer (Sport), Senkung von Blutfettwerten, Diabetes mellitus, chronische Erschöpfung, Herzkrankheiten, Leberentgiftung, Lebererkrankungen, Muskelerkrankungen (Muskeldystrophie), Ergänzung zur Flaschennahrung bei Neugeborenen, Schwangerschaft

Aminosäure	wichtige Funktionen/ Bemerkungen	medizinische Anwendung
Glutamin	Vorstufe von Gamma-Aminobuttersäure (GABA) im Gehirn, Vorstufe des Antioxidans Glutathion (zusammen mit Zystein), Beruhigung (durch GABA), Stabilisierung des Blutzuckerspiegels, Energielieferant der Zellen	Alkoholismus, Antioxidans (mit Zystein zur Anhebung des Glutathionspiegels), Beruhigung, Bluthochdruck (Senkung durch GABA), Chemotherapie (Verringerung von Nebenwirkungen), Immunstärkung, Erkrankungen des Magen-Darm-Traktes, Stress
Glutaminsäure	Stärkung von Gedächtnis, Denk- und Konzentrationsfähigkeit, Proteinsynthese, Vorstufe von Glutamin	vgl. Glutamin
Glyzin	Harnsäure-Ausscheidung, wichtig für Gehirnfunktion (Mangel evtl. ursächlich für Alzheimer), Neurotransmitter	Angstzustände, Gicht, Manie, Störungen des Nervensystems (bei Multipler Sklerose und amyotropher Lateralsklerose)
Histidin	Hämoglobin-Synthese, Histamin-Synthese, Immunstärkung	Arthritis, Blutarmut (Anämie), Stress
Lysin*	stärkt Konzentrationsvermögen	–
Methionin	Antihistamin-Wirkung (Allergien), Eiweiß- und Hormon-Synthese, optimale Gehirnfunktion, Schwefellieferant, Vorstufe von Taurin und Zystein	Allergien, Arthrose, Depression, Entzugstherapie, Harnwegsinfekte, Hepatitis, Parkinsonsche Erkrankung, Schizophrenie, Schwermetallentgiftung

Aminosäure	wichtige Funktionen/ Bemerkungen	medizinische Anwendung
Ornithin	Protein-Abbau	Stärkung der Immunabwehr, Leberentgiftung, Muskelaufbau (Sportler), gestörtes Wachstum
Phenylalanin	Stärkung der geistigen Beweglichkeit, Hormon- und Neurotransmitter-Stoffwechsel, Schmerzlinderung, Vorstufe von Tyrosin	Depression (stimmungsaufhellend), Multiple Sklerose, Parkinsonsche Krankheit, chronische Schmerzen
Prolin*	Vorstufe von Glutaminsäure, wichtig für gesunde Haut, verbessert das Lernvermögen	–
Serin*	Aufbau von DNS, Gehirnproteinen, Zellmembranen; wichtig für Schutzschicht der Nervenfasern, Stimmungsaufhellung	Antipsychotikum
Taurin	Antioxidans, Gallensäurefunktion, Gehirnentwicklung, Leberentgiftung, Nervenfunktion, Wachstum	Aminosäurenmangel (Methionin und Zystein als Vorstufen von Taurin), Antioxidans, Arteriosklerose, Bluthochdruck, Entgiftung, Epilepsie, Fettresorptionsstörungen, Herzerkrankungen, Neugeborene (bei Flaschennahrung)

Aminosäure	wichtige Funktionen/ Bemerkungen	medizinische Anwendung
Tryptophan	Aufbau von Zellproteinen, Vorstufe von Serotonin (Neurotransmitter, stimmungsaufhellend) und Niazin (= Vitamin B_3), wichtig für Prolaktin- und Wachstumshormonhaushalt, Zinkaufnahme (durch Abbaustoff Picolinsäure)	Aggression, Appetitzügler, Arthritis, Bluthochdruck, Depression, Manie, Prämenstruelles Syndrom, Schizophrenie, Schlafstörungen, Schmerzen, Nebenwirkungen der Pille, Wochenbett-Depression, Zittern (Tremor bei Parkinsonscher Krankheit)
Tyrosin	Hormon- und Neurotransmitter-Stoffwechsel, kann bei Lebererkrankungen und Entzündungen essenziell werden, Beteiligung an Herstellung des Schilddrüsenhormons, stimmungsaufhellend, Vorstufe des Hautpigmentes Melanin	Alzheimer, Appetitzügler, Depression, Drogenabhängigkeit (Entzug), chronische Nierenerkrankungen, Parkinsonsche Krankheit, Prämenstruelles Syndrom, Schilddrüsen-Erkrankung, Sport (Arousal-Zustand), Störungen des Schlaf-/ Wachzustandes, Stress
Threonin	Immunstärkung, Vorstufe von Glyzin	Infektionen, Krebs, Störungen des Nervensystems (bei Multipler Sklerose und amyotropher Lateralsklerose)
Valin	Eiweiß-Synthese, Muskelenergie, Neurotransmitter-Metabolismus, Stärkung der Konzentrationsfähigkeit und der geistigen Fähigkeiten	Lebererkrankungen, Schizophrenie, Sport, Störung der Nervenmuskulatur, Stress

Aminosäure	wichtige Funktionen/ Bemerkungen	medizinische Anwendung
Zystein	Antioxidans, Bindegewebsaufbau, Fettsäure-Synthese (für Zellmembran und Myelinscheide der Nervenzellen), Vorstufe von Glutathion (zusammen mit Glyzin und Glutamin), Vorstufe von Taurin	Alkoholleber, Atemwegserkrankungen, Anti-Aging, Arthritis, Entgiftung, Grauer Star (Prävention), Haarpflege, Stärkung des Immunsystems, Lebererkrankungen, Magenerkrankungen, Psoriasis (Schuppenflechte)

Die wichtigsten Aufgaben von Aminosäuren im menschlichen Organismus. Die Angaben lehnen sich, wenn nicht anders gekennzeichnet, vorwiegend an Burgerstein (2002) an (* = keine Angaben bei Burgerstein), Ergänzungen u.a. nach Simonsohn (2000) und Arndt (2003).

Essenzielle Fettsäuren

Wie bei den Aminosäuren, so gibt es auch essenzielle Fettsäuren (man spricht von Vitamin F), die vom Körper nicht selbst hergestellt werden können. In der herkömmlichen Nahrung kommen essenzielle Fettsäuren nur in geringem Maße vor. Die AFA-Alge aber enthält nennenswerte Mengen davon und ist deshalb auch in dieser Beziehung eine ideale Nahrungsergänzung.

Es sind zwei mehrfach ungesättigte Fettsäuren, bei denen der Mensch auf eine Versorgung über die Nahrung angewiesen ist, nämlich die Linolsäure und die Linolensäure. Sie werden unter anderem für den Aufbau und die Erneuerung der Zellmembranen benötigt, denen sie Elastizität und Geschmeidigkeit verleihen. Werden sie in zu hohem Maß durch gesättigte Fettsäuren (aus tierischer Nahrung) ersetzt, wird die Zellmembran steif und büßt ihre Funktion ein.

Die große GU Nährwerttabelle (Elmadfa 2003) empfiehlt, den Anteil der Nahrungsfette auf 30 Prozent zu beschränken. Davon sollte jeweils ein Drittel aus gesättigten, einfach ungesättigten und mehrfach ungesättigten Fettsäuren bestehen.

Neben ihrer Funktion als Membranbausteine stellen die essenziellen Fettsäuren auch die Ausgangsstoffe für hormonähnliche Substanzen (Eicosanoide) dar, die im Organismus vielfältige Aufgaben wahrnehmen. Dazu gehören Zellwachstum, Senkung der Blutfettwerte und des Blutdrucks, Verminderung der Verklumpung von Blutplättchen, gesunde Haut, Entzündungshemmung, Hemmung von Autoimmunreaktionen und die Erhaltung geistiger Funktionen (Burgerstein 2002). Bei der letztgenannten Eigenschaft muss man sich vor Augen führen, dass ungesättigte Fettsäuren einen Großteil unseres Gehirngewichtes ausmachen.

Nachfolgend wird aufgeführt, bei welchen medizinischen Indikationen Gamma-Linolensäure (Nachtkerzenöl) und Omega-3-Fettsäuren (Fischöl) eingesetzt werden können (nach Burgerstein 2002):

Gamma-Linolensäure (aus Linolsäure): Alkoholismus, Allergien, Diabetes, Haar- und Hauterkrankungen, Hyperaktivität, Prämenstruelles Syndrom, Rheumatische Arthritis.

Omega-3-Fettsäuren (aus Alpha-Linolensäure): Allergien, Asthma, Haar- und Hautpflege, Herz-Kreislauf-Erkrankungen, Hoher Blutdruck, Immunstörungen, Krebs, Migräne, Morbus Crohn, Multiple Sklerose, Osteoarthritis, rheumatische Entzündungen, Schuppenflechte (Psoriasis).

Die AFA-Alge enthält diese beiden essenziellen hoch ungesättigten Fettsäuren. Ihr Gesamtfettsäureanteil liegt bei etwa 5 Prozent (Arndt 2003). Davon entfallen etwa 12 Prozent auf Linolsäure und etwa 21 Prozent auf Linolensäure. Außerdem enthält die AFA-Alge auch Zink, Magnesium und Vitamin B_6, die für die Umwandlung von Linolsäure in Gamma-Linolensäure (eine wichtige Omega-6-Fettsäure) notwendig sind. Für deren Umwandlung in PEG 1 (Prostaglandin-Typ 1; spielt eine wichtige Rolle bei der Entzündungshemmung), sind wiederum die Vitamine B_6, B_3 und C nötig, die alle in der AFA-Alge vorkommen.

Der Körper benötigt zwar sowohl Omega-3- als auch Omega-6-Fettsäuren. Letztere nimmt er aber schon zuhauf mit tierischen Fetten auf. Das ideale Verhältnis dieser beiden Fettsäuren zueinander wäre in der Nahrung 1:5. Das wird jedoch kaum erreicht. In der AFA-Alge liegt es aber immerhin bei etwa 1:2. Um den Bedarf an Omega-3-Fettsäuren zu decken, sollte man pro Woche zwei- bis dreimal Fisch (vor allem Hering, Makrele, Lachs und Thunfisch) essen. Eine Alternative oder zumindest Unterstützung bietet die regelmäßige Einnahme von AFA-Algen. Interessant ist übrigens auch, dass AFA-Algen im Vergleich zu Spirulina ein günstigeres Verhältnis der beiden Fettsäuren aufzuweisen scheinen (Arndt 2003).

Ein Mangel an essenziellen Fettsäuren kann schwer wiegende Folgen haben: Verhärtung der Zellmembranen, Immunschwäche, Herzrhythmusstörungen, gestörte Sehkraft, schlechte Wundheilung, Haarausfall, Bluthochdruck, Nierenschäden, verschlechterte Funktion der roten Blutkörperchen, trockene und schuppige Haut, Unfruchtbarkeit, Leberfunktionsstörungen, Wachstumsstörungen des Körpers und des Gehirns, neurologische Störungen und verminderte Lernfähigkeit. Letzteres ist wieder in Zusammenhang mit der Hyperaktivität von besonderem Interesse (siehe Kapitel „AFA-Algen für den Zappelphilipp?“).

Vitamine

Es ist unbestritten – und das wird auch ein Gemüse- oder Obstmuffel einsehen –, Vitamine sind unerlässlich und lebensnotwendig für uns. Jedes Einzelne erfüllt wichtige Spezialaufgaben und alle zusammen spielen eine wichtige Rolle, indem sie sich zum Beispiel im oxidativen Netzwerk gegenseitig im Kampf gegen freie Radikale unterstützen (vgl. Pies 2003). Dabei ist es nicht immer gleich, ob man diese Vitamine aus natürlichen Quellen – wie der AFA-Alge – oder als synthetisch hergestellte Produkte zuführt. Vor allem bei Vitamin E und bei Betakarotin spielt dieser Unterschied eine wichtige Rolle. In ihrer natürlich vorkommenden Form können diese Vitamine vom Körper besser aufgenommen werden. Die meisten Vitamine sind essenziell, können von unserem Körper also nicht selbst produziert werden.

Vitamine	Bedeutung	medizinische Anwendungsmöglichkeiten
Provitamin A (Betakarotin)	Antioxidans, Vorstufe von Vitamin A, Bildung roter Blutkörperchen, Eiweiß-Stoffwechsel, Fettstoffwechsel, Fruchtbarkeit, starkes Immunsystem, Knochenbau, Nervensystem, gesunde Haut und Schleimhaut, gutes Sehvermögen, Wachstum und Entwicklung	Asthma, Atherosklerose, Augenkrankheiten, Haut- und Kopfhauterkrankungen, Infektionskrankheiten, Magengeschwüre, Menstruationsbeschwerden, Krebsschutz, Strahlenschutz

Vitamine	Bedeutung	medizinische Anwendungsmöglichkeiten
B_1 (Thiamin)	Energie-Stoffwechsel (Koenzym), Nervensystem (Informationstransport), Proteinsynthese	Alkoholmissbrauch, Anämie, Herzstärkung, Immunstärkung, Schlafstörungen, Schmerzlinderung, Sport, Erkrankungen des Zentralnervensystems (Alzheimer, Multiple Sklerose)
B_2 (Riboflavin)	Antioxidans, Energiegewinnung (Zucker- und Fettabbau), Wachstum	Antioxidans (v. a. für Augen), Hautpflege, Leberentgiftung, Migräne, Müdigkeit
B_3 (Niazin)	Antioxidans (v. a. in der Leber), Blutzucker-Regulierung, Fettstoffwechsel (Senkung Lipidwerte), Genschutz, Zellstoffwechsel	Antioxidans (Leberentgiftung), Arthritis, Atherosklerose, Diabetes, Kopfschmerzen, Schizophrenie
B_6 (Pyridoxin)	Bildung von Niazin aus Tryptophan, ausgeglichener Blutzuckerspiegel, Eiweißsynthese, Fettstoffwechsel (z.B. Aufbau der Markscheide der Nervenzellen), Immunsystem, Neurotransmittersynthese, Sauerstofftransport	Arthritis, Atherosklerose, Asthma, Blutarmut, Diabetes, Epilepsie, Hyperaktivität, Karpaltunnelsyndrom, verschiedene Nervenerkrankungen, Nierensteine, fehlende Traumerinnerung
B_{12} (Kobalamin)	Aminosäurestoffwechsel, Fettsäurestoffwechsel, Folsäurestoffwechsel, Nervenzellschutz (Myelinscheide), Zellteilung (DNS-Synthese)	Allergien, Atherosklerose, Energiesteigerung, Krebsschutz, psychische Störungen, Rekonvaleszenz nach Operationen oder Traumata, Schmerzlinderung

Vitamine	Bedeutung	medizinische Anwendungsmöglichkeiten
Vitamin C (Askorbinsäure)	wasserlösliches Antioxidans, Cholesterinabbau, Eisenresorption, Senkung des Histaminspiegels, Hormonproduktion (Adrenalin, Noradrenalin), Karnitinsynthese, Kollagenproduktion, Leberentgiftung, Neurotransmittersynthese (Noradrenalin und Serotonin)	Allergien, Atherosklerose, Diabetes, Eisenmangel, Infektionsschutz, Geschwüre, Hämorrhoiden, Knochenschmerzen, Krebsschutz, Mehrbedarf bei Rauchern und bei Alkoholkonsum, psychische Störungen, Schwermetallvergiftungen, Sehstörungen, Wundheilung, Zahnfleischschwund
Folsäure	Eiweißproduktion, fötale Entwicklung (vor allem Zentralnervensystem), Koenzym, Zellwachstum (DNS-Bildung)	Atherosklerose, Gicht, Immunstärkung, Krebsprävention, Prävention eines Neuralrohrdefektes beim Fötus, psychische Störungen
Cholin	Vorstufe des Neurotransmitters Acetylcholin, Entgiftung, Fettstoffwechsel, Nervenscheide, Zellmembranaufbau	Alkoholismus, Alzheimer, Ausscheidung von Medikamenten und Chemikalien, nervlich bedingte Bewegungsstörungen, Verbesserung der Gedächtnisleistung (bei älteren Menschen), Abschwächung von Leberentzündungen, Leberentgiftung, Schwangerschaft
B_5 (Pantothensäure)	Energieproduktion (Fett- und Zuckerabbau), Eiweiß- und Fettaufbau, Vorläufer von Koenzym A	Arthritis, Blutarmut, chronische Entzündungen, Lernstörungen, Müdigkeit, Polyneuropathien

Vitamine	Bedeutung	medizinische Anwendungsmöglichkeiten
Biotin (früher Vitamin H)	Fettstoffwechsel (auch Umwandlung von Linolensäure in Omega-3-Fettsäuren), Glukoseaufbau, Zellwachstum	Diabetes, Erkrankungen von Haaren, Haut und Nägeln
Vitamin E	wichtigstes fettlösliches Antioxidationsmittel, Antithrombosemittel	Alzheimer, Augenkrankheiten, Blutarmut, Diabetes, Vorbeugung vor Herz-Kreislauf-Erkrankungen, Immunstärkung, Krebsvorbeugung, Mukoviszidose, Multiple Sklerose, Parkinsonsche Erkrankung, Prämenstruelles Syndrom, Rheuma Wundheilung

Aufgabe der Vitamine in unserem Organismus. Die Angaben wurden größtenteils Burgerstein (2002) entnommen und sind lediglich als Hinweise zu verstehen. Wer Vitamine zu therapeutischen Zwecken einnehmen möchte, sollte zuvor auf jeden Fall fachlichen Rat bei einem Therapeuten einholen.

Mineralstoffe und Spurenelemente

Die AFA-Alge kann auch dazu beitragen, unseren Mineralstoffhaushalt zu optimieren. Auch wenn es hin und wieder verharmlost wird, so sind die Menschen in Deutschland tatsächlich von einem Mangel diverser Mineralstoffe und Spurenelemente betroffen, beispielsweise Magnesium, Selen und Fluor. Dabei spielen diese Stoffe meist schon in kleinsten Mengen eine große Rolle bei unzähligen lebenswichtigen Stoffwechselprozessen. Oft ist ihr Verhältnis zueinander von Bedeutung. Kalzium sollte beispielsweise zwei- bis dreimal konzentrierter vorliegen als Magnesium (in der AFA-Alge beträgt das Verhältnis 3,5:1); Zink sollte mindestens fünf- bis sechsmal konzentrierter sein als Kupfer (in der AFA-Alge 2,5:1). Die Elektrolyte Kalium, Magnesium, Kalzium und Natrium müssen in unserem Körper in einem ausgewogenen Verhältnis zueinander vorliegen, damit Nervenimpulse weitergeleitet werden können und Muskelbewegungen möglich sind. Wird diese Balance gestört, kommt es zu schwer wiegenden Fehlfunktionen. Viele Mineralien sind wichtige Kofaktoren, damit Enzyme oder andere Eiweiße ihre Funktion richtig erfüllen können. Ohne Eisen kann Hämoglobin zum Beispiel keinen Sauerstoff transportieren und Selen spielt eine wichtige Rolle bei der Abwehr freier Radikale, auch in Zusammenhang mit Krebserkrankungen.

Mineralstoffe sind ebenfalls bedeutsam für das Säure-Basen-Gleichgewicht, die Immunabwehr, die Blutgerinnung, den Knochenbau und vieles mehr. Es gibt kaum eine Lebensfunktion, die nicht von einem Mineral mitgesteuert wird. Umso dramatischer ist die Tatsache, dass die Therapeutin Dr. McKeith in ihrer Praxis die Erfahrung machen musste, dass fast jeder Patient einen Mineralstoffmangel aufweist. Sie empfiehlt zur Behebung dieses Defizits die Einnahme von AFA-Algen (McKeith 1997), denn offenbar werden die Mineralstoffe der AFA-Alge vom Körper besonders gut aufgenommen.

Stoff	pro 100 g AFA	Bedeutung	Tagesdosis zur Vorbeugung eines Mangels (Erwachsene)
Bor	1 mg	Verbesserung des Gehirnstoffwechsels, Knochenbau, Membranfunktionen, Bildung von Steroidhormonen	muss individuell ermittelt werden
Chrom	51 µg	Senkung der Blutfettwerte, Eiweißstoffwechsel (Herz), Aktivierung der Insulinwirkung, Zellteilung	20–100 µg
Eisen	41 mg	Energiestoffwechsel, Hämoglobinbildung, Sauerstofftransport im Blut	10–18 mg
Fluor	3,8 mg	Flexibilität der Arterien, Kariesprophylaxe, Erhaltung der Skelettstruktur (Osteoporose-Schutz)	ca. 1 mg
Germanium*	27 µg	Immunstimulans, Krebsvorbeugung, Vorbeugung von Arthritis, Schlaganfall und Sauerstoffmangel**	–
Jod	700 µg	Antioxidans, Fettstoffwechsel, Immunsystem, Schutz vor Demenz, Kropfbildung und Radioaktivität, Bildung der Schilddrüsenhormone	150–200 µg
Kalium	1,7 g	enzymatische Prozesse, Gegenspieler von Natrium, Reizleitung bei Nerven- und Muskelzellen, Säure-Basen-Gleichgewicht, Regulation des Wasserhaushaltes	4–5 g

Stoff	pro 100 g AFA	Bedeutung	Tagesdosis zur Vorbeugung eines Mangels (Erwachsene)
Kalzium	700 mg	Blutgerinnung, Knochenbau, Erregungsleitung von Muskelzellen und Nerven	1–1,2 g
Kieselsäure*	18,7 mg	enthält Silizium für gesunde Fingernägel, Haare, Haut, Knochen, Knorpel und Bindegewebe**	–
Kobalt*	200 µg	Bestandteil von Kobalamin (Vitamin B12)	–
Kupfer	400 µg	Antioxidans, Blutbildung, Immunsystem, Melaninbildung (Hautpigment), Skelett- und Bindegewebsaufbau, Bildung der Schutzhülle von Nervenfasern (Myelinscheide)	0,9–1,5 mg
Magnesium	200 mg	Antioxidans, Anti-Stress-Mineral, Energiestoffwechsel, Gegenspieler von Kalzium, Knochenbau, Natrium-Kalium-Transport durch Zellmembranen, Reizleitung bei Nerven- und Muskelzellen, über 300 enzymatische Prozesse, Zahnbau	ca. 300–400 mg

Stoff	pro 100 g AFA	Bedeutung	Tagesdosis zur Vorbeugung eines Mangels (Erwachsene)
Mangan	2 mg	Antioxidans, Blutgerinnung, Histaminabbau, Kollagenbildung, Aktivität von Neurotransmittern, Bildung von Sexualhormonen, Zucker- und Fettstoffwechsel	1,8–5 mg
Molybdän	333 µg	antioxidative Wirkung (über Harnsäurebildung), Eisenstoffwechsel, Schwefelstoffwechsel	45–100 µg
Natrium	270 mg	Glukoseresorption und Transport anderer Nährstoffe, Reizleitung bei Nerven- und Muskelzellen, Regulation des Wasserhaushaltes, Säure-Basen-Gleichgewicht	5–6 g
Nickel*	0,53 mg	Zellwachstum und -erneuerung	–
Selen	70 µg	Antioxidans (in der Glutathionperoxidase), Immunstimulation, mildert Nebenwirkungen der Chemo- und Strahlentherapie, (Verzögerung des Alterungsprozesses), Schilddrüsenfunktion	30–70 µg
Vanadium*	270 µg	Blutzuckerregulation, Schutz vor erhöhten Blutfettwerten, Knochenbau, Zahnbau (Kariesvorbeugung)	–

Stoff	pro 100 g AFA	Bedeutung	Tagesdosis zur Vorbeugung eines Mangels (Erwachsene)
Zink	1 mg	Alkoholabbau, Antioxidans, Eiweißabbau, Enzym-Funktionen (über 200 Enzyme), Hormonhaushalt, Immunsystem, Hilfe bei Hautkrankheiten, gegen graue Haare, Säure-Basen-Haushalt, Schutz vor Schwermetallvergiftungen	7–11 mg

Gehalt von Mineralstoffen und Spurenelementen in der AFA-Alge und ihre Bedeutung für den menschlichen Organismus. Alle Angaben sind ca.-Werte. Die Angaben pro 100 g wurden der Internetseite „Gesundheitsinitiative" (vgl. Literaturverzeichnis) entnommen. Bedeutung und Tagesdosis wurden in erster Linie Burgerstein (2002) entnommen (* = keine Angaben bei Burgerstein; ** = Angaben nach Simonsohn 2000); exakte Tagesdosen müssen mit einem Therapeuten abgestimmt werden.

Vielfalt an Farbpigmenten

Wie eingangs schon erwähnt, sind blaugrüne Algen die Erfinder der Photosynthese. Da wundert es nicht, dass sie auch einen besonders großen Chlorophyllreichtum aufweisen. Insgesamt enthält die AFA-Alge elf verschiedene Farbpigmente (Simonsohn 2000), die jeweils auf bestimmte Wellenlängen spezialisiert sind. Dadurch kann sie ein besonders breites Spektrum des Sonnenlichts nutzen. Die AFA-Alge fängt den Sonnenschein buchstäblich ein und wandelt ihn in Heilkraft um. Viele der Farbpigmente dienen auch als Antioxidantien zum Abfangen freier Radikale.

Die wichtigsten sind das Chlorophyll, das Phycocyanin und die Betakarotine.

Das grüne, aus der Pflanzenwelt bekannte Chlorophyll ähnelt dem Hämoglobin, dem Farbstoff der roten Blutkörperchen, der für den Sauerstofftransport verantwortlich ist. Manchmal spricht man auch von „grünem Blut", denn die positive Wirkung von Chlorophyll auf die Blutbildung ist schon seit langem bekannt (Kulvinskas 2001). Außerdem fördert es die Verdauung und viele Menschen fühlen sich durch Chlorophyll erfrischt. Schon geringe Mengen (25 Milligramm bis ein Gramm) Chlorophyll pro Tag können starke Menstruationsbeschwerden lindern (Simonsohn 2000 und Salvesen 2003).

Gemäß Salvesen aktiviert das Chlorophyll der AFA-Alge die für die Umwandlung von Betakarotin in Vitamin A notwendigen Enzyme mithilfe der Vitamine E und K. Chlorophyll kann auch gut eingesetzt werden bei nervösem Magen, zur Wundheilung, zur Entzündungshemmung, gegen Körper- und Mundgeruch (auch bei Tieren), zur Stärkung des Immunsystems und der Gehirnfunktion, zur Senkung des Cholesterinspiegels und zur Blutdrucksenkung, bei Sinusitis, Atherosklerose und Depressionen (Kulvinskas 2001 und Simonsohn 2000). AFA-Algen enthalten mit drei Prozent Chlorophyll viel mehr als grüne Pflanzen und die schonende Verarbeitung gewährleistet, dass es fast vollständig aktiv bleibt (Simonsohn 2000).

Das Pigment Phycocyanin besteht aus blauen Proteinen, die den blaugrünen Algen ihre typische Farbe verleihen. Es enthält Magnesium *und* Eisen, weshalb man auch vom „Urpigment des Lebens" spricht. Möglicherweise ist es entwicklungsgeschichtlich die Vorstufe zu Chlorophyll (enthält Magnesium als Zentralatom) und Hämoglobin (enthält Eisen als Zentralatom). Es ähnelt dem menschlichen Gallepigment, stärkt die Leber und spielt eine wichtige Rolle beim Aminosäurenabbau. Außerdem stimuliert Phycocyanin das Knochenmark und regt die Blutbildung an (rote und weiße Blutkörperchen). Darüber hinaus stärkt es das Immunsystem und zeigte sich im Laborversuch gegen Krebs wirksam (Simonsohn 2000, Salvesen 2003 und Arndt 2003).

Karotinoide sind gelb, orange oder rot und stärken das Immunsystem. Ihre krebsvorbeugende Wirkung ist relativ gut erforscht. Zu dieser Gruppe von Farbpigmenten gehört auch das rötliche Phycoerythrin, das als Antioxidans vor aggressiven Sauerstoffradikalen schützt.

Aufgrund ihres hohen Gehalts an Farbpigmenten und der dadurch bedingten Möglichkeit der AFA-Alge, ein breites Spektrum an Lichtenergie zu verwerten, wird sie auch als „lichtvolle Powernahrung" bezeichnet. Das „innere Licht" lässt sich durch Biophotonenmessungen (Abgabe von Lichtteilchen) messen. Fritz Albert Popp fand heraus, dass die AFA-Alge diesbezüglich Spirulina und Chlorella weit voraus ist, wie die nachfolgende Grafik zeigt (Arndt 2003, nach Popp). Wer sich näher für diesen spirituellen Aspekt interessiert, findet ausführliche Informationen bei Salvesen (2003), Simonsohn (2000) und Arndt (2003).

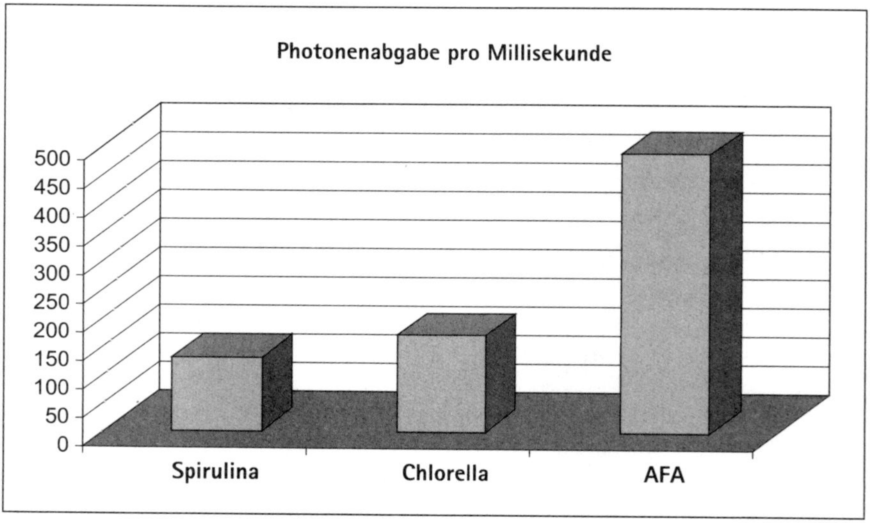

AFA-Algen, ein „gefundenes Fressen" für Vegetarier

Die vegetarische (keine Tiere) oder gar vegane Ernährung (auch keine Milch- und Eierprodukte) hat unbestreitbar viele Vorteile gegenüber einer an Fleisch reichhaltigen Kost. So lassen sich das Herzinfarkt- und Diabetes-Risiko verringern, aber auch Krebserkrankungen und Verdauungsstörungen wird vorgebeugt. Die rein vegetarische Ernährung hat aber auch gravierende Nachteile. Einige lebenswichtige Nährstoffe fehlen in Pflanzen beispielsweise gänzlich oder liegen nur in unausgewogenem Verhältnis vor.

Das gilt zum Beispiel für essenzielle Aminosäuren, die in Fleisch und Milch enthalten sind, in Pflanzen aber teilweise fehlen. Vegetarier und Veganer können also leicht in eine Zwickmühle oder besser gesagt in ein Aminosäurendefizit geraten. Es kann zu Mangelerscheinungen kommen, die sich nur durch eine spezielle Kombination pflanzlicher Eiweißquellen mit Ergänzungswirkung vermeiden lassen (Burgerstein 2002 und Elmadfa et al. 2003). Auch hier bietet die AFA-Alge wieder einmal einen Ausweg, denn sie enthält alle essenziellen Aminosäuren in dem Verhältnis, wie wir es benötigen (siehe Unterkapitel „Eiweiße und Aminosäuren"). Sie ist das eiweißreichste Nahrungsmittel, das wir kennen, und eine idealere Eiweißquelle als Tier und Pflanze. Außerdem kann unser Organismus die Eiweiße der AFA-Alge besonders gut verwerten.

Vitamin B_{12} und Vitamin D kommen nur in tierischen Lebensmitteln vor, eine ausgewogene Versorgung kann für Vegetarier also leicht zum Problem werden. Vitamin B_{12}-Mangel kann zu Blutarmut und Nervendegeneration führen, ein Mangel an Vitamin D kann bei Kindern Wachstumsprobleme und Rachitis zur Folge haben. Beide Vitamine sind in der AFA-Alge enthalten, Vitamin B_{12} sogar in besonders hoher Konzentration. Bemerkenswert ist auch,

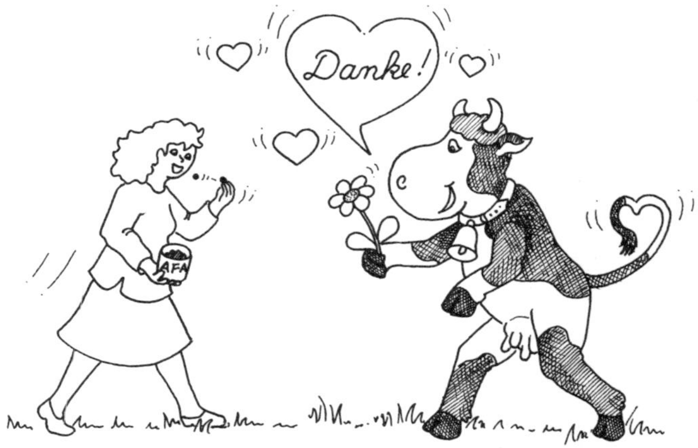

dass das Spurenelement Kobalt als Teil des in AFA-Algen enthaltenen Kobalamins (Vitamin B_{12}) in unserer pflanzlichen Nahrung Mangelware ist.

Auch einige Mineralstoffe (Eisen, Kalzium und Zink) nehmen wir normalerweise hauptsächlich über tierische Produkte zu uns. Außerdem werden die pflanzlichen Mineralstoffe schlechter vom Körper aufgenommen. Mit Vitamin C lässt sich die Eisen- und Kalziumaufnahme aus Pflanzen verbessern. Mit der AFA-Alge lassen sich diese Mineralstoffe dem Körper direkt und gut verwertbar zuführen. Vor allem während Schwangerschaft und Stillzeit kann der erhöhte Zink- und Kalziumbedarf bei veganer Kost nicht gedeckt werden. Auch hier ist die AFA-Alge eine sinnvolle Nahrungsergänzung, denn sie enthält viel Kalzium.

Sie ist aber noch aus einem anderen Grund äußerst wertvoll für Vegetarier: Diese Blaualge enthält in hoher Konzentration Omega-3-Fettsäuren, für deren Bedarfsdeckung gemeinhin Fisch empfohlen wird (siehe Unterkapitel „Essenzielle Fettsäuren"). Insofern ist die AFA-Alge auch eine ideale Nahrungsergänzung für „Fleischesser", die Fisch verschmähen.

AFA-Algen für ältere Menschen

Ältere Menschen trinken nicht nur häufig zu wenig, sie ernähren sich auch vielfach falsch. Das hat ganz banale Gründe: Das Geschmacksempfinden lässt mit den Jahren nach und vor allem oft auch das Kauvermögen. Deshalb werden beispielsweise Salate und Obst oft vom Speiseplan gestrichen.

Wir alle möchten möglichst alt werden und dabei körperlich fit und geistig rege bleiben. Es scheint, als könne uns die AFA-Alge dabei helfen. Wir haben es selbst in der Hand, die Art und Weise und die Geschwindigkeit unseres Alterungsprozesses mit zu beeinflussen, beispielsweise durch körperliche Bewegung, Gehirntraining, gesunde Ernährung und das Meiden von Drogen (dazu zählen auch das Rauchen und übermäßiger Alkoholgenuss). Es würde hier zu weit führen, die Ursachen der Alterung im Detail zu erklären. In einem anderen Band aus dieser Buchreihe, *Alpha-Liponsäure – das Multitalent*, werden diese Zusammenhänge vor allem unter dem Aspekt der Zellschäden durch freie Radikale ausführlich erläutert (Pies 2003). Wer dem Altern mit seinen begleitenden Krankheiten sinnvoll entgegenwirken möchte, sollte daher auf eine ausreichende Zufuhr an Antioxidantien achten. Das sind die Substanzen, die freie Radikale abfangen und vorwiegend in frischem Obst und Gemüse enthalten sind. Aber auch in der AFA-Alge sind etliche davon in hoher Konzentration zu finden (siehe Unterkapitel „Vitamine" und „Vielfalt an Farbpigmenten").

Mit zunehmendem Alter nimmt auch unsere Immunabwehr bedenklich ab. Zur Stärkung sind hochwertiges Eiweiß (Aminosäuren), Selen, Vitamin E und die B-Vitamine wichtig. Alle diese Komponenten finden sich auch in der AFA-Alge.

Burgerstein (2002) beklagt unter anderem die ungenügende Aufnahme von Vitaminen, Mineralstoffen und Spurenelementen bei älteren Menschen, insbesondere Kalzium, Magnesium, Zink und Selen, Vitamin D, E, C, B_6, B_{12} und Folsäure. Alle diese Nährstoffe sind in der AFA-Alge – teils in besonders hoher Konzentration – vorhanden.

Bei etwa fünf Prozent der über 65-Jährigen und bei mehr als 30 Prozent der über 85-Jährigen ist ein Verlust von Gehirnfunktionen feststellbar, dem man auch ernährungsphysiologisch entgegenwirken kann. Einen Baustein dafür liefert die AFA-Alge als ideale Gehirnnahrung.

Das bei älteren Menschen oft auftretende Nachlassen des Geschmacks- und Geruchsempfindens kann durch einen Zinkmangel mitverursacht oder verstärkt werden – AFA-Algen enthalten Zink. Dies ist besonders wichtig vor dem Hintergrund, dass Deutschland ein „Zinkmangelland" ist.

Neben den erwähnten Parametern führt Burgerstein (2002) unter „Ernährungsprobleme" bei älteren Menschen auch die mangelnde Aufnahme von Omega-3-Fettsäuren auf, die ja durch ihre Fähigkeit zur Cholesterinsenkung unter anderem dem Risiko entgegenwirken, an Atherosklerose zu erkranken, und die für die Geschmeidigkeit unserer Zellmembranen wichtig sind. Wie schon erwähnt, ist die AFA-Alge neben Fisch eine reichhaltige Quelle für Omega-3-Fettsäuren (siehe Unterkapitel „Essenzielle Fettsäuren").

AFA-Algen und Muttermilch

Die Natur hält viele Beispiele dafür bereit, wie hervorragend sie auf spezielle Anforderungen eingestellt ist. Ein Beispiel dafür ist die Zusammensetzung der Muttermilch. Sie enthält all jene Nährstoffe, die für die Entwicklung des Säuglings wichtig sind und liefert auch gleich noch die Verdauungsenzyme mit. Außerdem enthält sie Immunstoffe und Hormone. Sie ist ideal an die Bedürfnisse des Säuglings angepasst.

Wenn auch die Zusammensetzung der Muttermilch im Wesentlichen immer gleich ist, so hängt die Konzentration der Inhaltsstoffe stark von der Ernährung der Mutter ab, wobei der Bedarf an den meisten Vitaminen und Vitalstoffen um bis zu 100 Prozent ansteigt. Schließlich muss die stillende Mutter dafür sorgen, dass sie genügend Nährstoffe für zwei zur Verfügung hat. „Der Gehalt der Muttermilch an den B-Vitaminen, Vitamin C und Vitamin E reagiert sehr empfindlich auf die Versorgung der Mutter." Und weiter: „Etwa ein Drittel der Fette in der Muttermilch stammt direkt aus der Ernährung der Mutter" (Burgerstein 2002). Die AFA-Alge ist eine ideale Quelle für all diese Nährstoffe. Sie ist beispielsweise reich an essenziellen Fettsäuren, ohne die eine gesunde Entwicklung von Gehirn und Nerven sowie Intelligenz nicht möglich sind. Darüber hinaus entsprechen das Verhältnis und die Konzentration dieser essenziellen Fettsäuren in der AFA-Alge etwa denen der Muttermilch (Simonsohn 2000). Das bedeutet zwar nicht, dass der komplette Zusatzbedarf an Nährstoffen über die AFA-Alge gedeckt wird, aber sie kann dazu beitragen.

Interessant ist auch, dass sich der Folsäureanteil in der Muttermilch durch zusätzliche Supplementierung mit der Nahrung enorm erhöhen lässt. Folsäure – in der AFA-Alge enthalten – ist schon für das gesunde Nervenwachstum des Kindes im Mutterleib wichtig und auch später für seine Entwicklung. Ebenfalls enthält

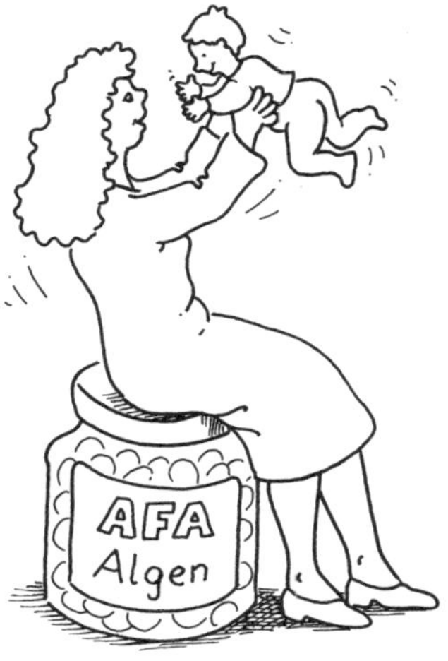

die AFA-Alge die Spurenelemente Zink, Selen und Jod, deren Gehalt in der Muttermilch auch stark von der Ernährung der Mutter abhängt.

Die Ärztin Gillian McKeith machte gute Erfahrungen mit der AFA-Alge während der Schwangerschaft und der Stillzeit (McKeith 1997) und empfiehlt daher, wie auch Simonsohn (2000), die Einnahme von AFA-Algen in dieser Periode.

Salvesen (2003) macht deutlich, dass schon ein bis zwei Gramm der AFA-Alge genauso viel oder sogar mehr bestimmter Vitalstoffe enthalten als 100 Gramm reife Frauenmilch, nämlich Alpha-Linolensäure, Karotinoide, Vitamin K, Vitamin B_{12}, Eisen, Fluor, Mangan, Chrom, Molybdän, Vitamin B_2, B_3 und B_6, Biotin, Natrium und Magnesium.

Wer sich intensiver mit diesem Aspekt auseinander setzen möchte, sei auf die Tabellen bei Salvesen (2003) und Elmadfa (2003) verwiesen.

AFA-Algen für Schulkinder

Manche Autoren (Simonsohn 2000, Salvesen 2003 und Arndt 2003) beschreiben ausführlich mehrere mit AFA-Algen bei Schulkindern durchgeführte Studien, die erstaunliche Ergebnisse zeitigten. Sie belegen, dass nicht nur hyperaktive und/oder aufmerksamkeitsgestörte Kinder davon profitieren.

In Bregenz, Österreich, engagierte sich Ende 1998 eine Klassenlehrerin sehr stark für die AFA-Alge, weil sie dadurch bei sich selbst und ihren Töchtern „vermehrt mentale Energie, Wachheit, leichteres Denken und Merkfähigkeit" festgestellt hatte. Bei der Aktion *Brainfit* erhielten die Schüler täglich einen Teelöffel AFA-Algen (sowie Gerstengras und Kamutsprossen). Schon nach kurzer Zeit war ein Erfolg spürbar und nach mehreren Wochen berichteten 77 Prozent der Schüler über verbesserte Konzentration, Merkfähigkeit, Vitalität, Lebensfreude und Ausgeglichenheit. Die Eltern berichteten über verbesserte Ausgeglichenheit (85 Prozent), Ausdauer und Belastbarkeit (57 Prozent) sowie bessere Konflikt- und Stressbewältigung. Auch der Heißhunger nahm ab.

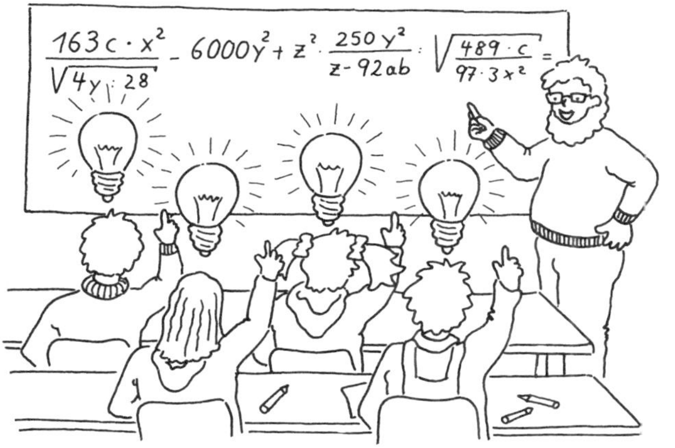

In einer anderen Studie gab man 1992 insgesamt 1300 schlecht ernährten Schulkindern in Nicaragua eine Zeit lang täglich ein Gramm AFA-Algen und erzielte damit eine deutliche Verbesserung der Schulleistungen. Das Bildungsniveau an dieser Grundschule wurde von 65 Prozent auf 81 Prozent erhöht und lag somit höher als an allen anderen Grundschulen Nicaraguas. In einer kontrollierten Folgestudie, ebenfalls in Nicaragua, mit zweimal 111 Kindern, konnte dieser Erfolg bestätigt werden, obwohl die „AFA-Gruppe" schlechtere Ausgangswerte hatte als die Kontrollgruppe. Nicht nur die schulischen Leistungen wurden verbessert, sondern auch der allgemeine Ernährungszustand, häufig auftretende Hautprobleme und das Verhalten. Anfangs wurden nur 48 Prozent der Teilnehmer als gut und sehr gut eingestuft, nach Beendigung der Studie waren es immerhin 80 Prozent.

AFA-Algen für den Zappelphilipp?

In Deutschland leiden bis zu 18 Prozent der Schulkinder an einer Aufmerksamkeits-Mangel-Erkrankung (Rau 1999). Deren Ursachen sind vielfältiger Natur und umfassen neben genetischen, geschlechtsspezifischen (Jungen sind vier- bis fünfmal häufiger betroffen als Mädchen), psychosozialen und verhaltensspezifischen auch ernährungsphysiologische Komponenten (Burgerstein 2002). So kann Hyperaktivität durch körperfremde Eiweiße oder Lebensmittelzusätze, aber auch durch ein Defizit an Mikronährstoffen verstärkt werden. Zu berücksichtigen sind in diesem Zusammenhang verschiedene Nährstoffklassen, nämlich Vitamine, Aminosäuren, Mineralstoffe und essenzielle Fettsäuren (Omega-3-Fettsäuren). Alle diese Nährstoffe finden sich in der AFA-Alge.

Die theoretische Basis für unser Verständnis dafür, dass es sinnvoll ist, bei hyperaktiven Kindern zumindest einen Versuch mit der AFA-Alge zu starten, bevor ein Psychopharmakon verabreicht wird, beschreibt Uta Rau sehr ausführlich in *Tips zur Ernährung hyperaktiver Kinder,* einem Buch aus der Reihe VAK CONCEPT (Rau 1999). Auch wenn sie die AFA-Alge nicht ausdrücklich erwähnt, so geht sie doch auf die einzelnen Nährstoffkomponenten ein.

Mit einer vorschnellen chemischen Therapie kann unverzeihlicher Schaden angerichtet werden, möglicherweise bis hin zur Abhängigkeit und Kriminalität (Wimmer 2001 und Vogl 2001).

Wie für jedes Arzneimittel, so gilt auch für Alternativen, dass eine Heilung nicht garantiert werden kann. Sie sind aber in jedem Fall einen Versuch wert, bevor die chemische Keule geschwungen wird. Manchmal kann mit Alternativen wie der AFA-Alge wenigstens die Konzentration eines Arzneimittels verringert werden.

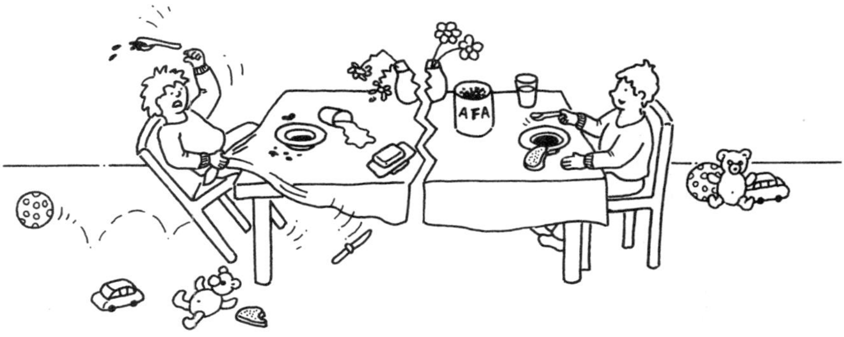

Warum aber eignet sich gerade die AFA-Alge zum therapeutischen Einsatz bei hyperaktiven Kindern? Ganz einfach: Sie enthält viele der Nährstoffe, deren Mangel für das Auftreten von Hyperaktivität und anderen Symptomen mitverantwortlich gemacht werden. Als eine mögliche Ursache wird beispielsweise eine Störung des Stoffwechsels bestimmter Botenstoffe beziehungsweise eine gestörte Erregungsübertragung von Gehirnnerven angenommen. Dafür werden unter anderem Störungen des Vitamin-, Aminosäuren- und Schwermetallhaushalts vermutet. Insgesamt gibt es jedoch eine Fülle möglicher Ursachen, weshalb man berechtigterweise von einem therapeutischen Puzzle sprechen kann (Rau 1999). Die AFA-Alge bietet mit ihrem ausgewogenen Nährstoffprofil jedenfalls die Möglichkeit, gleich mehrere Puzzleteile im Nährstoffbereich abzudecken (Aminosäuren, Vitamine, Spurenelemente und essenzielle Fettsäuren sowie Schwermetallentgiftung), die sich in ihrer Wirkung gegenseitig unterstützen.

Dieser theoretische Ansatz wird durch eine Studie untermauert (Simonsohn 2000 und Arndt 2003): In Deutschland gab man Kindern mit Aufmerksamkeitsdefizit-Syndrom (ADS) mehrere Monate lang AFA-Algen. Bei ihnen war zuvor ein Mangel an verschiedenen Hormonen und Neurotransmittern sowie eine Schwermetallbelastung mit Quecksilber und Blei festgestellt worden.

Nicht nur die Schwermetallbelastung ging stark zurück, auch die Lern- und Konzentrationsstörungen konnten verbessert werden. In den USA wurde ein Zusammenhang zwischen Blei- und Kadmiumbelastung und niedrigem Intelligenzquotienten nachgewiesen.

An einer weiteren zehnwöchigen Studie nahmen 109 verhaltensauffällige Kinder teil, die ein halbes bis ein Gramm AFA-Alge täglich bekamen. Bei allen wurden Verbesserungen im Verhalten, der Fähigkeit zur Problembewältigung, der Konzentrationsfähigkeit und der Stimmung festgestellt. Selbst Kinder, die keine Konzentrationsprobleme hatten, profitierten von dieser Nahrungsergänzung.

Die nicht ausreichend vorhandenen Botenstoffe bei Kindern mit ADS sind vor allem solche, die für die Aufnahme und Verarbeitung von Informationen und Sinneseindrücken (Aufmerksamkeit, Konzentration und Wahrnehmung) verantwortlich sind (Rau 1999). Grundlage der Informationsverarbeitung bei den genannten Prozessen ist eine funktionierende Erregungsleitung, bei der mithilfe von Botenstoffen (Neurotransmitter) Informationen zwischen den Gehirnnerven weitergeleitet werden. In den USA wurde durch EEG-Messungen festgestellt, dass die AFA-Alge die Informationsverarbeitung im Gehirn verbessert. Dabei sind verschiedene Botenstoffe für unterschiedliche Informationen verantwortlich.

Diese Botenstoffe sind nun der Schlüssel zum Verständnis der Wirkung der AFA-Alge bei ADS. Bei einem Mangel kommt es nämlich zu einer Unterbrechung des Informationsflusses im Gehirn. Je nachdem welcher Botenstoff fehlt – bisher sind mehr als 200 dieser Neurotransmitter bekannt – und welche Nervenzellen betroffen sind, hat das unterschiedliche Folgen. Dies können zum Beispiel verminderte Aufmerksamkeit, Konzentration oder Wahrnehmung sein. Vorläufer dieser Botenstoffe sind Aminosäuren (siehe Unterkapitel „Eiweiße und Aminosäuren").

Auch das in Drogenkreisen als Aufputschmittel (Speed) benutzte Ritalin und andere Psychopharmaka sorgen dafür, dass die Botenstoffe Serotonin, Noradrenalin und Dopamin länger höher konzentriert bleiben. Diese drei Botenstoffe spielen eine wichtige Rolle bei ADS und bei Störungen des Sozialverhaltens (Rau 1999). Somit liegt es auf der Hand, durch Erhöhung der genannten Neurotransmitterkonzentrationen Verhaltensänderungen herbeizuführen. Führt man dem Organismus also, zum Beispiel über die AFA-Alge, die Vorstufen dieser Neurotransmitter in Form von Aminosäuren zu, so sollte man eine ähnliche Wirkung erwarten können.

Dieser therapeutische Einsatz von Aminosäuren beschränkt sich natürlich nicht auf ADS. Im Gegenteil, in den USA werden damit auch Angst, Depression und Drogenmissbrauch behandelt, sie werden aber auch in der Chirurgie bei der Versorgung frisch Operierter eingesetzt.

Laut Rau (1999) wird bei Kindern mit ADS oft ein niedriger Glutaminspiegel gefunden, und sowohl bei Kindern als auch Erwachsenen mit ADS konnte der Intelligenzquotient durch eine kombinierte Gabe von Glutamin, Vitamin B_6 und einem Ginkgoextrakt verbessert werden. Durch die Gabe von Glyzin kann aggressives Verhalten, wie es auch bei Hyperaktivität vorkommen kann, reduziert werden (Rau 1999).

Die essenzielle Aminosäure Tryptophan ist in Zusammenhang mit ADS besonders interessant, nämlich als Vorläufer des Botenstoffes Serotonin. Als solcher hat Tryptophan unter anderem Vorteile bei Schlafstörungen, Migräne, Schmerz und ADS. Ja, es gibt sogar ernst zu nehmende Berichte, denen zufolge sich mit dieser Aminosäure die Ritalindosierung verringern lässt (Rau 1999).

Tyrosin und Phenylalanin sind als Ausgangssubstanzen für die Botenstoffe Adrenalin, Noradrenalin und Dopamin bedeutsam für eine stimulierende Wirkung, nämlich Wachsamkeit und Konzentration. Alle drei Botenstoffe arbeiten eng zusammen und werden heute erfolgreich in der Sucht- und Stresstherapie, aber auch bei der Behandlung von ADS genutzt (Rau 1999).

Neben Aminosäuren spielen auch Vitamine bei der Behandlung von ADS eine Rolle. Es sind vor allem Thiamin (B_1), Riboflavin (B_2), Biotin, Pantothensäure, Niazin, Folsäure, Pyridoxin (B_6) und Kobalamin (B_{12}). Schon ein geringer Mangel – so Untersuchungen aus den USA – kann zu Aggression, Konzentrationsmangel, Angst, Depression und Stimmungsschwankungen führen. Ein solcher Mangel lässt sich oft auf eine falsche Ernährung zurückführen. Somit eignet sich auch unter diesem Aspekt die AFA-Alge besonders, um diesen ernährungsbedingten Mangel auszugleichen.

Auch eine dritte Gruppe von Nährstoffen ist in Zusammenhang mit ADS und der AFA-Alge von Interesse: die Mineralstoffe und Spurenelemente. Rau (1999) zeigt Zusammenhänge zwischen ADS und einem Mangel an Magnesium, Kalzium oder Eisen auf und macht auf die Bedeutung der Spurenelemente Zink, Selen und Jod aufmerksam. Für Magnesium konnte die Wirksamkeit bei Hyperaktivität bisher wissenschaftlich am besten nachgewiesen werden. Alle diese Mineralien sind in der AFA-Alge enthalten.

Damit aber nicht genug, denn auch die in der AFA-Alge enthaltenen Fettsäuren haben ein therapeutisches Potenzial bei ADS, vor allem die Linolensäure als Vorstufe der Omega-3-Fettsäuren. Bei hyperaktiven Kindern konnte eine Relation zwischen niedrigem Gehalt an Omega-3-Fettsäuren und dem Schweregrad der Verhaltensstörung festgestellt werden. Außerdem ließ sich die positive Beeinflussung aggressiven Verhaltens durch diese Substanzen nachweisen (Rau 1999). Nicht zuletzt seien die Farbstoffe erwähnt, die sich auch bei Hyperaktivität positiv auf Körper und Geist auswirken (siehe Unterkapitel „Vielfalt an Farbpigmenten“).

Krankheit oder besondere Situation mit Bezug zu ADS	Behandlungsansätze von ADS auf Basis von Aminosäuren, Vitaminen und Mineralstoffen
Aggressivität, Stimmungsschwankungen, Gereiztheit	*Tryptophan* oder Serotonin, GABA, *Glyzin*, *Glutamin*, Taurin, *Tyrosin*, *Vitamin* B_6
Depression	*Tryptophan*, *Phenylalanin*, *Tyrosin*, GABA
Hyperaktivität	GABA, *Glyzin*, *Glutamin*, Taurin, *Tryptophan* oder Serotonin
Schlaflosigkeit	*Tryptophan* oder Serotonin, GABA, *Glyzin*
Gedächtnis- und Konzentrationsstörungen	*Glutamin*, GABA, *Vitamin* B_6
Stress	*Tyrosin*, GABA, *Vitamin* B_6, *Glutamin*, *Glyzin*, *Vitamin C*, *Magnesium*
Unterzuckerung (Hypoglykämie)	*Alanin*, GABA, *Chrom*, *Magnesium*
Drogensucht	GABA, *Tyrosin*, *Glutamin*, *Vitamin B-Komplex* (v. a. *Vitamin* B_6), *Tryptophan*
geschwächtes Immunsystem bzw. chronische Krankheiten, Allergien	*Magnesium*, *Kalzium*, *Zink*, *Selen*, *Vitamin E*, *Vitamin C*, *Vitamin A*, *Betakarotin*, *Alanin*, *Aspartat*, *Zystein*, *Glyzin*, *Lysin*, *Threonin*

Die kursiv gesetzten Stoffe sind in AFA-Algen enthalten; die anderen Stoffe zwar nicht, werden aber (außer Taurin) aus in AFA-Algen enthaltenen Vorstufen (Aminosäuren) gebildet (Tabelle nach Rau 1999).

Von einer weiteren Studie (*kid.com Study*) mit hyperaktiven Kindern berichtet Simonsohn (2000). Zehn Wochen lang gab man 109 verhaltensauffälligen Kindern täglich ein Gramm AFA-Algen (zusätzlich zu Weizengras und probiotischen Substanzen), sowie einen Teelöffel Leinsamenöl, das viel Omega-3-Fettsäuren enthält. Das Studienergebnis zeigte deutlich positive Effekte auf Konzentrationsfähigkeit, Psyche (weniger Angst und Depressionen), Sozialverhalten (verminderte Aggressivität) und körperliches Wohlbefinden. Besonders verblüffend ist, dass die Wirkung auf die Studienteilnehmer vergleichbar mit der von Ritalin sein soll, zu dem es bisher keine Langzeitstudien gibt.

AFA-Algen und Gehirnfunktion

Viele Anwender berichten von einem plötzlichen mentalen Energieschub, einem zunehmenden Energielevel, einer erhöhten geistigen Klarheit, einem verbesserten Gedächtnis sowie ganz allgemein von einem Gefühl des Wohlbefindens, nachdem sie AFA-Algen zu sich genommen haben. Und bei der Darstellung der einzelnen Inhaltsstoffe der AFA-Alge in den früheren Kapiteln wird schon sehr deutlich, dass viele davon mit einer gesunden Gehirn- und Nervenentwicklung zusammenhängen. Immer wieder wird in der Literatur darauf hingewiesen, dass die AFA-Alge eine ideale Gehirnnahrung darstellt, während Spirulina eher die körperlichen Fähigkeiten stimuliert (Simonsohn 2000, Salvesen 2003, Arndt 2003).

In einer amerikanischen Studie konnte belegt werden, dass die „AFA-Alge die Gehirnintegration fördert" und eine Verbesserung der Informationsverarbeitung zur Folge hat (Simonsohn 2000). Damit ist eine Stimulierung von Intelligenz, Kreativität, geistiger Wachheit, mentaler Klarheit und Intuition verbunden (Simonsohn 2000, nach Cousens).

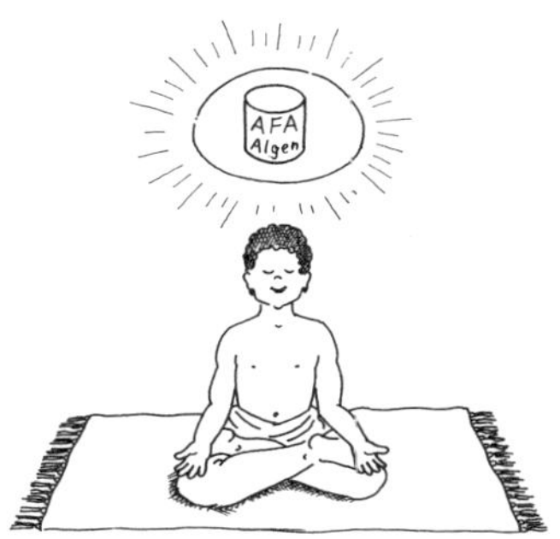

Auch Entspannung und Zufriedenheit werden durch die Einnahme der AFA-Alge erzielt. Das nimmt nicht Wunder, denn sie enthält zahlreiche Stoffe die als Anti-Stress-Stoffe, Stimmungsaufheller oder deren Vorstufen bekannt sind, nämlich Aminosäuren (Tryptophan, Tyrosin, Arginin, Histidin, Glyzin, Serin, Phenylalanin, Methionin), Vitamine (C, Niazin, B_{12}, Cholin), Mineralstoffe/Spurenelemente (Mangan, Magnesium, Kalzium) und die essenziellen Fettsäuren.

AFA-Algen und Sport

Nicht nur zur Unterstützung der geistigen, auch für die körperliche Fitness sind die Inhaltsstoffe der AFA-Alge von großem Interesse. Es gibt zahlreiche Fallberichte von Sportlern, die ihre herausragenden Leistungen unter anderem der regelmäßigen Einnahme von AFA-Algen zuschreiben (vgl. Internetseite der National Library of Canada unter http://collection.nlc-bnc.ca und Simonsohn 2000).

Salvesen (2003) berichtet von dem Sportler Marco Verchere, der bei einer „Treppensteigen-Weltmeisterschaft" siegte. Die Tatsache, dass er der Beste der 2000 Teilnehmer war, erklärt er so: „Wenn Sportler vor einem Wettlauf aufgedreht und nervös sind, verteilt sich ihre Energie im Raum wie eine Bombe. Doch mit den AFA-Algen war ich auf fein getuned und voll darauf konzentriert, die Stufen so schnell ich konnte hoch zu rennen, ohne jede Ablenkung. Es war gleichsam entspannte Intensität, ich war total im Moment."

Wenn man seinen Sieg auch nicht unbedingt alleine auf die AFA-Alge zurückführen darf, so hat sie dem Sportler doch dabei geholfen, sich innerlich ausgeglichen auf den Augenblick zu konzentrieren. Das ist sicher auch auf die unterschiedlichen Inhaltsstoffe der AFA-Algen zurückzuführen, die sich positiv auf das Gehirn auswirken (siehe Kapitel „AFA-Algen und Gehirnfunktion").

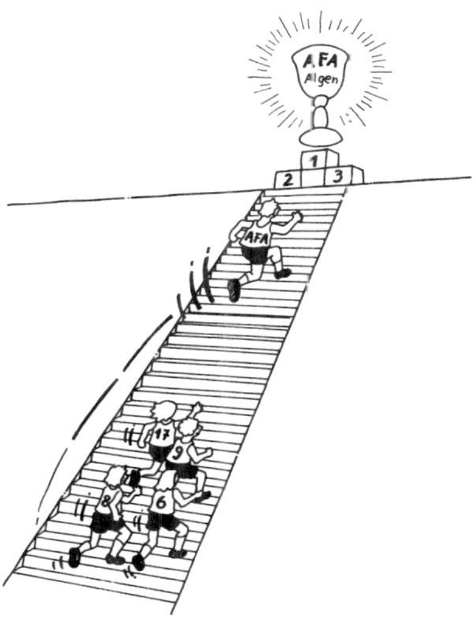

Aber auch der Körper profitiert von den Inhaltsstoffen der AFA-Alge. So sind zum Beispiel die Aminosäuren Leuzin, Isoleuzin und Valin wichtig für die Energiegewinnung der Muskulatur. Aber auch die anderen Inhaltsstoffe wie Vitamine, Mineralstoffe und ein ausgewogenes Verhältnis essenzieller Fettsäuren sind wichtig für die Sportlerernährung. Simonsohn (2000) empfiehlt daher 45 Minuten vor dem Training ein bis zwei Gramm AFA-Algen zusätzlich zur normalen Dosierung einzunehmen und nach einer halben Stunde eine weitere Portion.

Die AFA-Alge als Immunstimulans und Strahlenschutz

Sowohl viele Vitamine als auch die Fülle der Farbpigmente und etliche andere Inhaltsstoffe in der AFA-Alge unterstützen unsere Immunabwehr auf mannigfache Weise, teilweise direkt, teilweise indirekt. Die Vitamine E und C und die Betakarotine fungieren als Radikalenfänger und Selen, Zink, Kupfer, Magnesium, Chrom und Germanium unterstützen die Wirkung antioxidativer Substanzen und das Immunsystem. Aber auch einige Aminosäuren fungieren als Immunstimulanzien.

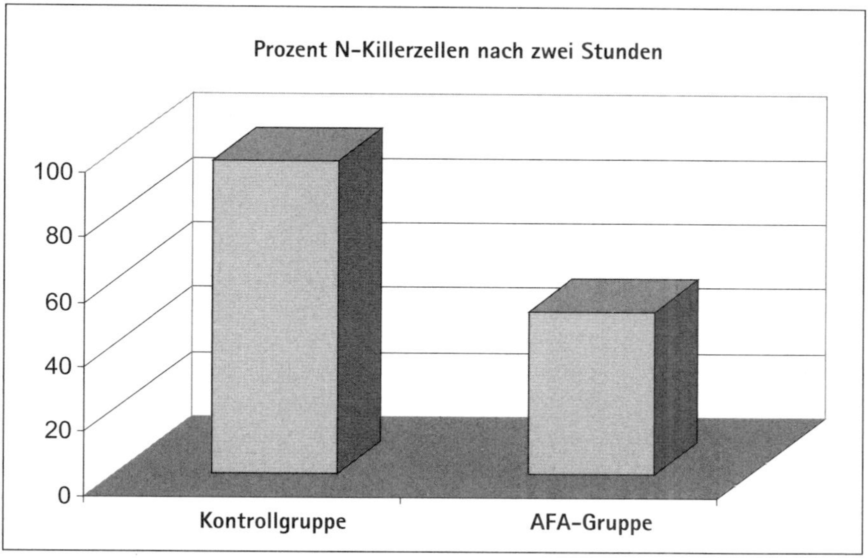

Die Ärztin McKeith (McKeith 1997) und die Autorin Simonsohn (Simonsohn 2000) berichten von einer erhöhten Widerstandskraft von Patienten durch die Einnahme der AFA-Alge. Dies wird durch

Studienergebnisse unterstützt, die eine erhöhte Mobilität von T-Killerzellen unmittelbar nach Einnahme der AFA-Alge nachwiesen (Manoukian et al. 1998). In der Studie wurde bei fünf Freiwilligen festgestellt, dass die Anzahl dieser „Natural Killerzellen" im Blutkreislauf innerhalb von zwei Stunden nach der Einnahme von 1,5 Gramm AFA-Algen stark zurückging. Das wird so gedeutet, dass diese „Polizeistreife" des Immunsystems vermehrt in die Gewebe ausschwärmt, um nach Defekten (Krankheitserregern, Krebszellen etc.) zu suchen.

Ganzheitliche Wirkung der AFA-Algen

Salvesen (2003) stellt eine interessante Übersicht vor, die er mit *Algenesung* betitelt. Dieses Wortspiel lässt erahnen, dass sich mithilfe der AFA-Algen eine allgemeine Genesung erzielen lässt. Diese Übersicht wird nachfolgend zusammengefasst:

1. Die Wirkung der AFA-Alge als Bitterstoff:
   - Anregung der Verdauung
   - Stabilisierung des Blutdrucks
   - Erhöhung der Konzentrationsfähigkeit und Wachheit
2. Die Wirkung der AFA-Alge als Flüssigkeitsregulator:
   - Austrocknung des „Sumpfes" im Verdauungstrakt und Bindegewebe
   - Entzug der Existenzgrundlage von Krankheitskeimen, Entzündungen und Tumoren
3. Die Wirkung der AFA-Alge als Kühlmittel:
   - Hilfe bei Entzündungen, Infektionen und Fieber
4. Die Wirkung der AFA-Alge als Entsäuerer:
   - Blutreinigung
   - Hilfe bei Akne, Furunkeln, Ekzemen, Allergien und allgemeiner Übersäuerung
5. Die Wirkung der AFA-Alge als Entgifter:
   - Ausspülen giftiger Metalle
   - Reinigung der Lymphe
6. Die Wirkung der AFA-Alge als Probiotikum:
   - Stärkung des Immunsystems
   - Vorbeugung von Krankheiten

7. Die Wirkung der AFA-Alge als Gehirnnahrung:
   - Unterstützung der Funktion der Nervenzellen
   - Verbesserung der Hirnleistungen
   - Verlangsamung von Krankheiten des Zentralnervensystem (z. B. Alzheimer)
8. Die Wirkung der AFA-Alge als Relaxans:
   - Gleichgewicht des Blutzuckerspiegels
   - Entspannung und Wohlgefühl

Vergleich von Spirulina und AFA

Beim Vergleich der beiden Blaualgen AFA und Spirulina sowie der Alge Chlorella lassen sich hinsichtlich ihrer Inhaltsstoffe und ihrer Wirkungen diverse Unterschiede feststellen:

AFA	„Fitmacher" fürs Gehirn
Spirulina	Vitalisierungs-Spezialist
Chlorella	Entgiftungsexperte

Spezialisierungsunterschiede zwischen AFA, Spirulina und Chlorella (nach Arndt 2003).

Nach Auffassung von Dr. Gabriel Cousens wirkt sich die AFA-Alge hauptsächlich auf die Gehirnfunktionen aus, während Spirulina eher die allgemeinen Körperfunktionen beeinflusst. Auch der österreichische Arzt Dr. Christian Steiner, der das Bioresonanzgerät erfunden hat, stellte fest, dass AFA-Algen das Abstraktionsvermögen sowie „die Verarbeitung von emotionalen und seelischen Problemen" fördern, Spirulina aber eher die Funktionen der Organe und Bindegewebe unterstützt (Arndt 2003).

Ein Argument für die Beeinflussung der Nerven- und Gehirnfunktion durch AFA-Algen stützt sich auf die zahlreichen darin enthaltenen essenziellen Aminosäuren (siehe Unterkapitel „Eiweiße und Aminosäuren") und den hohen Gehalt an Betakarotin. Allerdings kann es von Anbieter zu Anbieter erhebliche Konzentrationsschwankungen der Inhaltsstoffe geben. Es wird also eher das Zusammenspiel aller Inhaltsstoffe sein, das die spezifische Wirkung ausmacht.

Möglicherweise spielt auch der Gehalt an Alpha- und Gamma-Linolensäure eine entscheidende Rolle. Spirulina enthält keine

Alpha-Linolensäure (Salvesen 2003). Diese wird – zusammen mit der Omega-3-Fettsäure Eicosapentaen (EPA) – zum Aufbau von Decosahexaensäure verwendet und scheint bei der Entwicklung der Intelligenz eine wichtige Rolle zu spielen.

Ein bedeutsamer Unterschied zwischen Spirulina und AFA ist die Tatsache, dass Erstere in tropischen Zuchtbecken gezüchtet wird, deren Wasser künstlich mit Nährstoffen angereichert wird. Während die AFA-Alge in einem unbelasteten, nährstoffreichen, natürlichen Biotop wächst, kann Spirulina also nur die Nährstoffe enthalten, die zuvor in die Zuchtbecken gegeben wurden.

Da die Vitalstoffe in der AFA-Alge vergleichsweise hoch konzentriert sind, genügen hiervon entsprechend geringere Mengen als von Spirulina, nämlich nur 1,5 bis 3 Gramm täglich.

Weitere Unterschiede zwischen den blaugrünen Algen Spirulina und AFA (vgl. Arnd 2003):

- AFA-Algen enthalten etwa doppelt so viele Kohlenhydrate wie Spirulina.
- Die AFA-Alge besteht zu etwa 70 Prozent aus Eiweiß, Spirulina nur zu 60 bis 65 Prozent.
- An Vitamin B_6 (wichtig für die Aufnahme und den Transport von Aminosäuren) enthält AFA etwa 1/3 mehr als Spirulina und etwa so viel wie Chlorella.
- AFA enthält sechsmal so viel Biotin (Vitamin H) wie Spirulina (für den Aufbau von Aminosäuren und Fettsäuren wichtig).
- AFA enthält zehnmal so viel Folsäure wie Spirulina (für die Bildung von Nukleinsäuren der DNS; wichtig für die gesunde Entwicklung des Kindes im Mutterleib).

- In AFA ist sechsmal so viel Pantothensäure wie in Spirulina enthalten (sie kommt allerdings in der Nahrung auch in großer Menge vor).
- AFA enthält mehr Vitamin C als Chlorella, Spirulina enthält überhaupt kein Vitamin C.
- AFA enthält nur die Hälfte an Inositol wie Spirulina (für Leberfunktion und Immunsystem wichtig).
- AFA enthält weniger Zink, Eisen, Kupfer und Chrom als Spirulina sowie weniger Magnesium und Kalzium.
- AFA enthält weniger Natrium und Phosphor als Spirulina. Das ist positiv, da es auf geringere Düngerbelastung durch natürlichen Wildwuchs hinweist.
- AFA enthält mehr Bor als Spirulina (unter anderem wichtig zur Verhinderung von Osteoporose).
- Germanium, Kobalt und Vanadium sind in der AFA-Alge höher konzentriert (Germanium hat eine energetisierende und heilende Wirkung, Kobalt beugt Anämien vor und Vanadium hat eine ähnliche Wirkung wie Insulin und verringert die Ablagerungen von Cholesterin).

Literatur und Danksagung

Abrams, Karl J.: *Algae to the Rescue. Everything you need to know about Nutritional Blue-Green Algae*, Logan House Publications, 1996

Arndt, Ulrich: *Spirulina, Chlorella, AFA-Algen. Lichtvolle Power-Nahrung für Körper und Geist*, Freiburg: Hans-Nietsch-Verlag, 2003

Burgerstein, Lothar: *Burgersteins Handbuch Nährstoffe*, Stuttgart: Karl F. Haug Verlag, 2002

Gesundheitsinitiative: http://afa-alge.gesundheitsinitiative.de/Inhaltsstoffe/Zusammensetzung.php (23.10.2003)

Elmadfa, Ibrahim et al.: *Die große GU Nährwert Kalorien Tabelle*, München Verlag Gräfe und Unzer, 2003

Kulvinskas, Viktoras: *Leben und Überlegen. Kursbuch ins 21. Jahrhundert*, München: Hirthammer Verlag, 1980. Auszug in: Internet-Edition der Antivivisektion e. V. + BFG e.V. 2001 (www.bfgev.de/kursbuch/12.html)

McKeith, Gillian: *Miracle Superfood: Wild Blue-Green Algae. The nutrient powerhouse that stimulates the immune system, boosts brain power and guards against disease*, Keats Publishing, 1997

Manoukian, Raffi et al.: „Effects of the Blue-Green Algae Aphanizomenon Flos Aquae (L.) Ralphs on human natural killer cells“, in: Savage, L.: *Phytoceuticals – Examining the health benefits and pharmaceutical properties of natural anti-oxidants and phytochemicals*, IBC Library series no. 1911: 233-241, 1998

Meyer, Marianne E.: Spirulina. *Das blaugrüne Wunder. Die sensationellen Heilwirkungen der natürlichen Mikroalge bei Immunschwäche, Infektionen, Anämie, Allergien und vielem mehr*, Aitrang: Windpferd Verlagsgesellschaft, 1998

Meyer, Marianne E.: *Sonnenkraft mit dem blaugrünen Lichtträger Spirulina. „Superenergie und Gesundheit mit dem Lebenselixier". Die besten Spirulina-Rezepte und Fitnessdrinks aus Marianne Meyers Gesundheitsküche*, Aitrang: Windpferd Verlagsgesellschaft, 2. Aufl. 1999

Pies, Josef: *Alpha-Liponsäure – das Multitalent. Gegen freie Radikale, Umweltgifte, Zellalterung*, Kirchzarten: VAK Verlags GmbH, 2003

Rau, Uta: *Tips zur Ernährung hyperaktiver Kinder. Aminosäuren, Mineralstoffe, Vitamine, Kirchzarten*: VAK Verlags GmbH, 1999

Salvesen, Christian: *Blaugrüne Algen. Supernahrung für Körper und Geist*, Weil der Stadt: Fit fürs Leben Verlag, 2. Aufl. 2003

Simonsohn, Barbara: *Die Heilkraft der AfA-Alge. Vitalität für Körper und Geist durch ein Ur-Heilmittel*, München: Goldmann Verlag, 4. Aufl. 2000

Vogl, Hedwig: „Ritalin – gibt es Alternativen?", in: *Raum & Zeit* Nr. 113, 2001.

Wimmer, Horst: „Einstieg in die Drogenszene? Ritalin und Kriminalität.", in: *Raum & Zeit* Nr. 113, 2001

Autor und Verlag danken der Firma Wilco, München, die freundlicherweise wertvolles Informationsmaterial zum Thema AFA-Algen bereitgestellt hat.

Über den Autor

Der Naturwissenschaftler Dr. Josef Pies studierte Biologie und promovierte in dem Fach Zytologie (Zellbiologie). Seit dem Abschluss seines Studiums arbeitet er in der pharmazeutischen Industrie und hat sich ein umfassendes medizinisches Wissen angeeignet. Insbesondere befasste er sich mit Herz-Kreislauf-Erkrankungen, Hauterkrankungen, Erkrankungen des zentralen und des peripheren Nervensystems und der Atemwege sowie mit Stoffwechselstörungen. Dabei interessieren ihn neben der klassischen Schulmedizin immer auch naturheilkundliche Behandlungsansätze.

Der Autor hat als Medizinschriftsteller bereits mehrere Bücher und zahlreiche Einzelbeiträge zu speziellen medizinischen und medizinhistorischen Themen veröffentlicht. Darüber hinaus schrieb er Drehbücher zu Informationsfilmen über Morbus Parkinson, Fettstoffwechselstörungen und über das Hirnorganische Psychosyndrom. Auch zahlreiche Patientenratgeber zu unterschiedlichen neurologischen Themen, wie Fettstoffwechselstörungen, Herz-Kreislauf-Erkrankungen, Raucherentwöhnung und Krebs, stammen aus seiner Feder.

Bei VAK sind bereits mehrere Titel von Dr. Pies erschienen:

Wasserstoffsuperoxid. Ein altes Heilmittel neu entdeckt. Kirchzarten 2004.

Alpha-Liponsäure – das Multitalent. Gegen freie Radikale, Umweltgifte, Zellalterung. Kirchzarten 2003.

Immun mit kolloidalem Silber. Wirkung, Anwendung, Erfahrung. 8. Auflage. Kirchzarten 2003.

Oregano – Heilkraft im Gewürzregal. Kirchzarten 2002.

Olivenblatt-Extrakt. Rückbesinnung auf ein jahrtausendealtes Heilmittel. Kirchzarten 2000.

Dr. F. Batmanghelidj:

Sie sind nicht krank, Sie sind durstig!

Heilung von innen mit Wasser und Salz

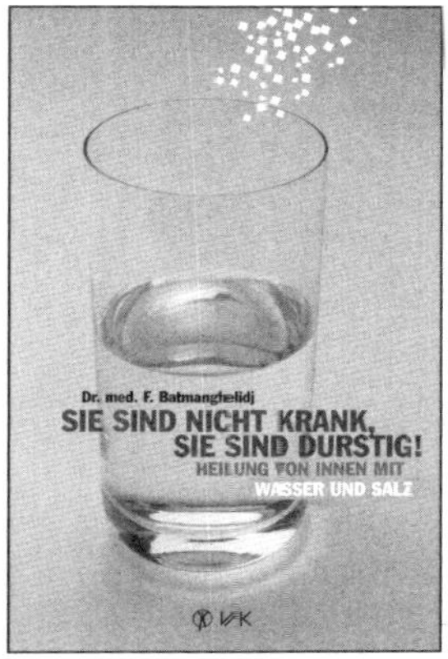

Der Titel des Buches ist wörtlich zu verstehen: Wassertrinken ist so wichtig, weil unser Körper nicht mehr richtig funktionieren kann, wenn er nicht genügend davon erhält. Hier erläutert Dr. Batmanghelidj eindringlich, warum Krankheitssymptome (wie Diabetes, Krebs, beeinträchtigte Gehirnfunktionen bis hin zum chronischen Müdigkeitssyndrom) als Schreie des Körpers nach Wasser zu verstehen und auch so zu behandeln sind.

202 Seiten, 15 Abbildungen, Paperback (13 x 20,5 cm)
ISBN 3-935767-25-0

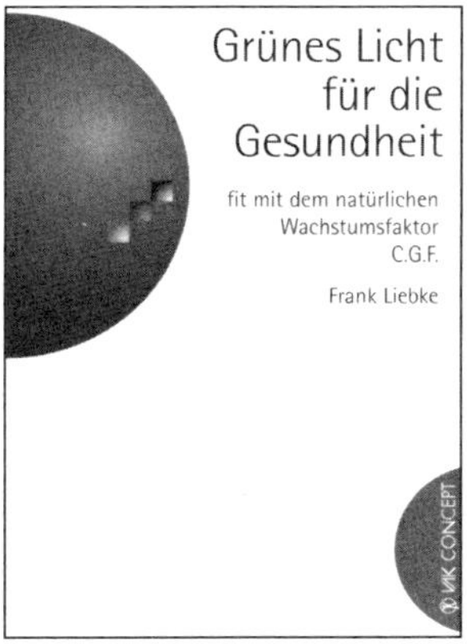

Frank Liebke:

Grünes Licht für die Gesundheit – fit mit dem natürlichen Wachstumsfaktor C.G.F.

Hier können Sie Ihr grünes Wunder erleben: In Asien nennt man ihn »den grünen Edelstein« – jetzt kommt der Chlorella-Algen-Extrakt C.G.F. endlich auch in Deutschland auf den Tisch.

Dieser Ratgeber gibt eine Fülle praktischer Hinweise und Informationen aus ärztlicher Sicht zum Thema C.G.F.

Das Fraunhofer-Institut im SPIEGEL: »Mikroalgen sind mit das Genialste, was die Biologie auf dieser Erde hervorgebracht hat.«

84 Seiten, 10 Abbildungen, Paperback (15 x 21,5 cm)
ISBN 3-932098-80-3

Frank Liebke:

MSM – eine Supersubstanz der Natur

Hilfe bei Schmerz, Entzündung und Allergie

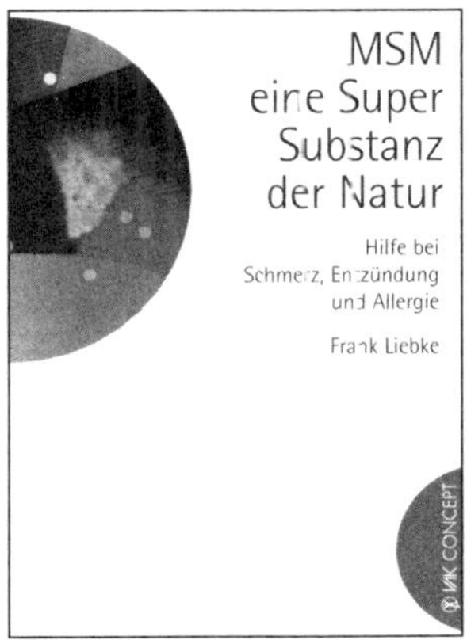

Eine gute Nachricht zum Thema Schmerz, Entzündung und Allergie: Mit der Super-Substanz MSM gibt es eine sanfte Lösung der Natur – nebenwirkungsfrei.

MSM ist eine biologisch aktive, organische Verbindung aus geruchlosem Schwefelpulver, gehört in den Bereich der Mineralstoffe und Vitamine und zeigt in der Heilbehandlung eindrucksvolle Ergebnisse. Der Arzt und Autor zeigt, wie und warum MSM eine natürliche Alternative zu den Medikamenten der klassischen Medizin ist.

Ein Buch für alle Betroffenen und für Heilpraktiker.

78 Seiten, 10 Abbildungen, Paperback (15 x 21,5 cm)
ISBN 3-932098-78-1

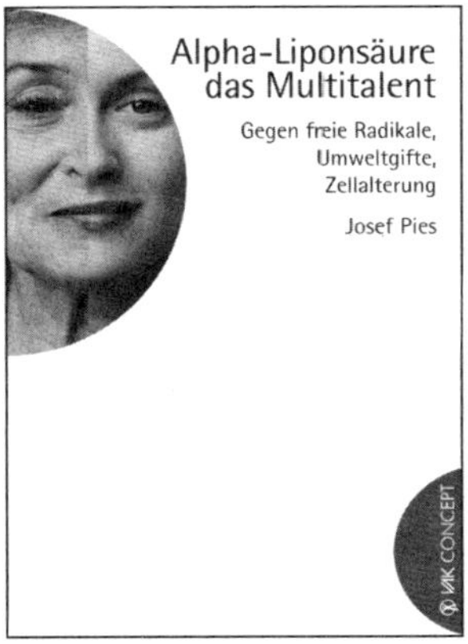

Josef Pies:

Alpha-Liponsäure – das Multitalent

Gegen freie Radikale, Umweltgifte, Zellalterung

Anschaulich und auf Basis der modernen wissenschaftlichen Erkenntnisse beschreibt der Autor die Vorteile des „Multitalents" Alpha-Liponsäure gegenüber anderen Radikalenfängern.
Das Buch erläutert, worauf Alpha-Liponsäure einen positiven Einfluss hat: Diabetes und dadurch bedingte Nervenschäden, Krebs, HIV und AIDS, Alzheimer und Parkinson, Schwermetall- und Pilzvergiftungen sowie schädliche Umweltgifte und Zellalterung. Auch aus der Anti-Aging-Therapie und in der Kosmetik ist sie nicht mehr wegzudenken.

72 Seiten, 11 Abbildungen, Paperback (15 x 21,5 cm)
ISBN 3-935767-29-3

Josef Pies:

Immun mit kolloidalem Silber

Wirkung, Anwendungen, Erfahrungen

Es gilt als „Krankenhaus fürs Reisegepäck" und wurde auch schon als „zweites Immunsystem" bezeichnet: kolloidales (besonders fein verteiltes) Silber. Dieses Buch gibt einen Überblick über seine verschiedenen Anwendungsmöglichkeiten und enthält Erfahrungsberichte von Anwendern. In einem Extra-Teil beantwortet der Autor Fragen, die Anwender des kolloidalen Silbers erfahrungsgemäß oft stellen.

70 Seiten, 8 Abbildungen, Paperback (15 x 21,5 cm)
ISBN 3-935767-13-7

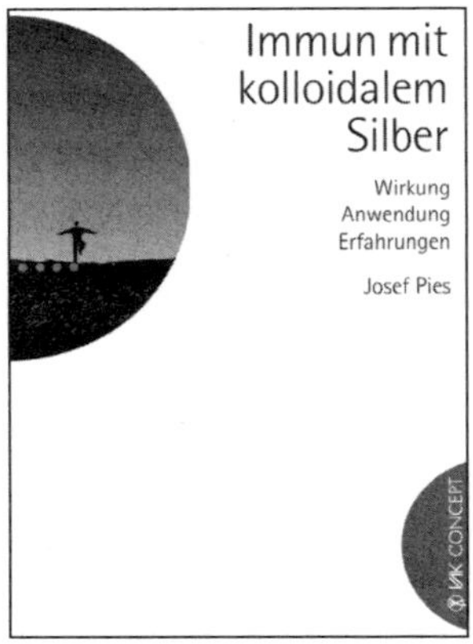

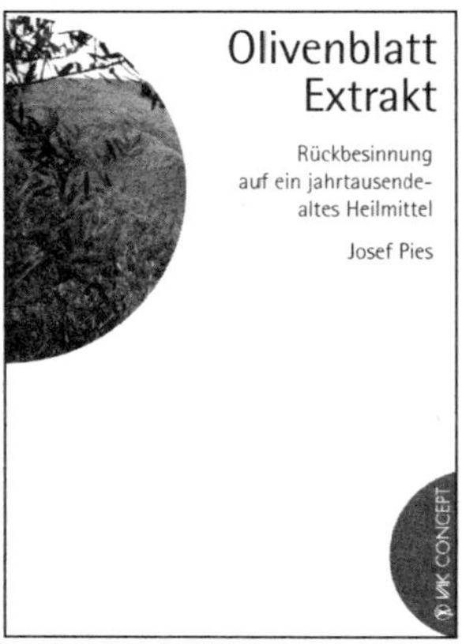

Josef Pies:

Olivenblatt-Extrakt

Rückbesinnung auf ein jahrtausendealtes Heilmittel

Seit Jahrhunderten wird der Ölbaum im Mittelmeerraum intensiv kultiviert und sowohl für die Ernährung als auch zur Behandlung von Krankheiten genutzt. Während die positiven Eigenschaften der Frucht den meisten Menschen bekannt sind, blieb das Wissen über die gesundheitsstärkenden Eigenschaften der Olivenblätter bisher nur einem kleinen Kreis vorbehalten.

In den 1960-er Jahren begann man mit der systematischen wissenschaftlichen Erforschung der Inhaltsstoffe des Olivenblattes. Mittlerweile liegen sehr viele positive Erfahrungsberichte über seine Wirkung vor.

68 Seiten, 10 Abbildungen, Paperback (15 x 21,5 cm)
ISBN 3-932098-76-5